―― # ライブ講義
発達障害の
診断と支援

内山登紀夫

岩崎学術出版社

まえがき

　発達障害の子どもや成人が臨床の現場に登場することは，ここ10年で驚くほど増えた。2013年の文科省調査では，発達障害の疑いのある児童生徒の割合が6.5％と推測されている（通常の学級に在籍する発達障害の可能性のある特別な教育的支援を必要とする児童生徒に関する調査結果について；平成24年12月5日　文部科学省初等中等教育局特別支援教育課）。発達障害を専門としていなくても，小児科医や精神科医，スクールカウンセラーなどの心理職は，日常的に発達障害の子どもや成人に接しているはずである。

　それにもかかわらず，日本では児童精神科医は今でも稀な存在であるし，発達障害を支援できる専門家は非常に少なく，専門家を養成することは急務となっている。行政や学会でも，さまざまな取り組みがなされており，研修会なども盛んに開催されるようになってきた。筆者も，そのような研修会の講師を依頼されることが増えた。筆者が運営している，よこはま発達クリニックでも，親や専門家向けにさまざまなセミナーを行ってきた。そこで，発達障害を専門としない医師向けに2日間の入門講座を開催したら，予想外に受講希望者が多く，現在も毎年開催している。この2日間の医師向け入門講座を，なるべく生に近い形で再現したのが本書である。

　本書は発達障害の診療や支援をしてみようとする一般精神科医や小児科医，臨床心理士などを主な対象として想定している。本書で意図したのは，発達障害の専門的なトレーニングを受けていない専門家が，発達障害の診断や見立てを行い，診察室で可能な範囲の治療や支援を行えるための知識を伝えることである。

　発達障害に関して医師が診察室で行えることは限られているが，それでも医師の役割は重要である。日本では医師しか発達障害を診断できない。医師が発達障害の子どもや成人を「発達障害ではない」と診断すると，後

の支援が円滑にできなくなる。また，発達障害の患者を他の障害と診断すると，患者に合わない治療を長期に渡って継続することになりかねない。

　日本ではDSMやICDの二つの国際的診断基準を使って診断する医師が大多数であるが，その際の診断の根拠は，DSM/ICDの診断項目の有無をチェックし一定以上の項目にチェックがつけば診断を下すという方法である。忙しい一般診療の場ではそれさえも難しく，診察した時の印象などで診断を下したり，「目が合うから自閉症でない」といった除外診断も今なお行われているようである。どちらの診断方法も，専門家として適切な助言をしたり支援を行うためには不十分である。本来，診断と支援は直結しており，二つに分けられるものではない。

　そこで本書では診断概念について少し詳しく説明した。発達障害の臨床では自閉症や高機能自閉症，アスペルガー症候群，広汎性発達障害，自閉症スペクトラム，などのさまざまな用語が使用されている。同じ用語でも研究者によって内容が微妙に異なっていることが多く，専門家でも混乱しがちであるため，それぞれの概念が提唱された歴史的経緯にも多少触れた。

　発達障害の基本障害は発達期に明らかになる認知障害であるから，発達障害の臨床を行うためには認知心理学や発達心理学の知識がある程度必要である。認知心理学や発達心理学のテキストは数多く出版されているが，いずれも心理学専攻の大学生や心理学の専門家向けのものであり，臨床応用を意図したテキストはほとんどない。臨床には直接関係ない内容も多く含まれており，忙しい臨床医や臨床家が診療の合間に読むには向いていないし，効率が悪い。そこで，本書では一般医師にはあまり馴染みがないかもしれないが，自閉症スペクトラムを理解し，親や教師に適切にアドバイスするためには必要な，発達心理学・認知心理学的概念について概説した。

　成人を診る精神科医にとって発達心理学の知識は不要だという考えもあるようだが，大きな間違いである。パーソナリティ障害か，統合失調症か，アスペルガー症候群か鑑別に迷った時に，過去の発達歴を聴取することで得られることは決して少なくない。過去と現在，未来は繋がっているのであり，目の前の患者を理解しようとする時に過去の情報が得られるのならば活用しない手はない。目の前の患者の鑑別診断に苦慮した時に，幼児期に一切ごっこ遊びをしなかったとか，テレビの場面を再現する遊びに没頭

していたなどの情報が得られたら，自閉症スペクトラムの可能性が高いだろう。診断によって治療方法が変わるので，発達障害であっても精神障害であっても診断が重要であることは言うまでもない。

　対象が子どもであっても成人であっても，その人の言動を理解するために「こころの理論」や「ワーキングメモリー」，「実行機能」，「弱い中枢性統合」などの概念から考えてみることで，理解が進むこともある。実際，このような比較的最近に提唱された概念・フレームワークを用いることが支援の方法を考える際に有効である。本書では，これらの概念の基本的な事柄について解説した。認知心理学的研究の最前線では，賛否両論からさまざまな議論がされている。どの概念も自閉症スペクトラム全般に適合することは，むしろ少ないかもしれない。また，それぞれの用語が示す範囲も研究者によって微妙に，ある時には大幅に異なる。例えば，ある研究者がワーキングメモリーの指標としている課題を別の研究者が実行機能の指標にしていたりする。それぞれの研究者の立場を丁寧に説明したほうが学問的には正確かもしれないが，本書では，分かりやすさを重視して，そのような細部には触れていない。自閉症スペクトラム全般に特定の認知心理学的機能の障害があるかどうかの議論とは別に，個々の患者の言動を理解し，個別の支援方法を考慮する上でこのような概念は有用であると考えるからである。

　支援方法についても基本的な理念と，認知心理学的な見方から支援の方法を考案するための考え方について解説した。医師の助言は親にも教師などの関係者にも大きな影響を与える。直接支援をしない医師であっても，支援方法の基本について理解することは重要である。

　本書は研究についてはもちろん，治療法などの臨床についても「最前線」の話題には触れていない。日々の臨床に必要な部分に絞っている。例えばこころの理論課題は脳のどの部分で処理されるかなどのブレインイメージング研究は非常に興味深いし，遺伝学的な研究も多くの成果が発表されているし，オキシトシンなどの新規薬物療法の治療効果にも関心が高まっている。これらの点については筆者の知識が乏しいことと，さしあたり日々の臨床に直結している知識ではないので触れていない。

　なお認知心理学用語の訳語の選択についても触れておきたい。例えば

Central coherence（Frith, 1989）については中心整合性（越野英哉：自閉症のワーキングメモリー．In 苧阪直行編『ワーキングメモリーの脳内表現』京都大学出版，2008年），求心性総合（神尾陽子監訳『ウタ・フリスの自閉症入門』中央法規，2011年），中心統合，カタカナでセントラルコヒーレンスと表現するなど研究者によってさまざまであるが本書では中枢性統合に，Executive function についても監理機能などさまざまな訳があるが実行機能に統一した。これらの用語は無理に日本語で表現しないほうがよいのかもしれないが，一応，比較的古くから馴染みのある訳語を採用したつもりである。

　なお，筆者の怠慢のために，本書の出版は大幅に遅れた。粘り強く励ましていただいた岩崎学術出版の初代担当者の唐沢礼子氏と，唐沢氏を引き継いだ小寺美都子氏に深く御礼申し上げたい。

平成25年7月29日

内山登紀夫

目　次

まえがき　i

第1講…発達障害の概念　*1*

1．基本的な立場　*1*
2．発達障害の定義　*2*
3．発達障害の基本特性　*5*
4．学習障害の定義　*8*
5．注意欠陥/多動性障害　*9*

第2講…発達障害の歴史　*14*

1．発達障害の歴史　*14*
2．学習障害の歴史　*15*
3．ADHDの歴史　*16*
4．自閉症スペクトラムの歴史　*19*
5．診断の際の注目点　*37*

第3講…カナー型自閉症の診断　*46*

はじめに　*46*
1．広汎性発達障害　*46*
2．CARS　*47*
3．自閉性障害（DSM-IV-TR）　*49*
4．社会性（DSM-IV-TR）　*51*
5．コミュニケーション　*54*
6．限定された興味・活動，常同的行動　*58*
7．発達経過　*60*

8．除外障害　*61*
9．社会性の3タイプ　*62*
10．その他の考慮すべき事項　*72*
11．診察室での評価　*75*
12．診断　*77*

第4講…アスペルガー症候群の診断　*78*

1．アスペルガーの診断　*78*
2．アスペルガーの業績を紹介　*78*
3．アスペルガー障害　*80*
4．アスペルガー障害の特徴　*82*

第5講…自閉症スペクトラムの診断に必要な発達の知識と発達歴の取り方　*85*

1．発達歴をみる　*85*
2．間主観性　*88*
3．指差しの発達　*89*
4．三つの指差し　*90*
5．言葉の発達　*91*
6．イナイイナイバー　*92*
7．ふり遊び　*93*
8．読み書き　*93*
9．2歳までの行動特徴　*94*
10．退行　*95*
11．粗大運動スキル　*97*
12．1歳半健診　*98*
13．自閉症スペクトラムの早期兆候　*99*

14. M-CHAT　*101*
15. 身辺自立を聞く　*101*
16. 家事スキルを聞く　*104*
17. コミュニケーションを聞く　*104*
18. 非言語性コミュニケーションを聞く　*105*
19. 社会性を聞く　*106*
20. イマジネーションを聞く　*108*
21. 反復的な常同行動を聞く　*109*
22. 絵と文字について聞く　*109*
23. 注意と多動を聞く　*110*
おわりに　*110*

第6講…自閉症スペクトラムの理解に必要な心理学　*112*

はじめに　*112*
1．自閉症の認知障害　*112*
2．心の理論障害　*113*
3．実行機能障害　*115*
4．視覚指示　*116*
5．注意の障害　*120*
6．中枢性統合能力の障害　*124*
7．有意味性へ　*127*
8．ワーキングメモリー　*128*
9．自閉症の異文化性　*129*
質疑応答　*132*

【コラム】サリーとアンの課題　*133*

第7講…自閉症スペクトラムの療育　*138*

1. 支援の目的から確認しよう　*138*
2. 支援の目的　*140*
3. どう支援するか　*144*
4. さまざまな支援手段があるが……　*146*
5. 療育はまず自閉症特性から考える　*148*
6. SPELL　*148*
7. よくある長所　*158*
8. 乳幼児期　*159*
9. 学童期　*160*
10. 思春期に多い問題　*162*
11. 成人期に多い問題　*163*
12. 言葉かけとコミュニケーション　*164*
13. 親のストレス　*165*
14. 構造化の例　*166*
15. 合併症に対する治療　*177*

まとめ　*181*

質疑応答　*182*

参考文献　*189*

ライブ講義　発達障害の診断と支援

第1講

発達障害の概念

1. 基本的な立場

　発達障害に関して私の基本的な立場，クリニックもそうですし，私個人もそうですし，あるいは発達障害の専門家の世界でリーダー的な存在の人たちも，同じような考えが多いと思うのですが，基本的には私たちは自閉症でOKという立場です。OKというのは，自閉症を無理に普通に近づけようとしない。これは全英自閉症協会の立場でもあります。自閉症の療育で有名なノースカロライナ大学のTEACCH部では，「自閉症の文化を尊重する」と言う言葉を使っています。自閉症には，自閉症の人の文化があり，それは定型発達とは違います。無理に自閉症の人を定型発達の人に近づける理由はないということです。

　もちろん療育は必要ですが，自閉症はいわゆる病気ではない訳です。自閉症的なものの考えをする，あるいは自閉症的な行動をとることはいわば個性，特性によるものなので，それを尊重しなければいけない。それは，多数派か少数派の差で，自閉症的でない人のほうが，当然圧倒的に多い訳です。多数派，少数派かの違いであり，いわゆる病気，疾患ではありません。NeurotypicalとASD，最近そういう言い方をよくします。ニューロティピカルというのは，神経学的に典型的ということです。神経学的に典型的な，いわゆる多数派の人がいる。そしてASD（自閉症スペクトラム障害：Autistic Spectrum Disorder）の人もいる。そういう見かたです。自閉症の支援はわれわれ多数派が自閉症を理解をして，彼ら自閉症の子ど

表1-1 発達障害の概念（ICD-10）

F7	精神遅滞
F8	心理的発達の障害
F80	会話および言語の特異的発達障害
F81	学力｛学習能力｝の特異的発達障害
F82	運動機能の特異的発達障害
F83	混合性特異的発達障害
F84	広汎性発達障害
F88	他の心理的発達の障害
F89	特定不能の心理的発達の障害
F90—98	
F90	多動性障害
F91	行為障害
F92	行為および情動の障害

もや大人が自閉症のままで社会のなかで共生していくことを目指しましょうということです。

2. 発達障害の定義

1) ICD-10（表1-1）

　発達障害を話すときに困るのは，発達障害の定義が様々だということです。日本ではDSM，ICDがよく使われています。これが一番メインだといわれていますが，アメリカではCDC（Centers for Disease Control）の定義もあります。日本でも厚生労働省が発達障害者支援法を作りましたから，それが発達障害の定義になるという立場もあります。発達障害支援法が平成17年に施行されてから，結構それなりには意味があったと思いますが，発達障害支援法を作るときにいろんな議論がありました。高次脳機能障害，脳性麻痺は入れるのか，チックはどうするのか，こういった議論があったのです。

　私たち精神科医は，小児科医もそうかもしれませんが，基本的にICD 10の定義，あるいはDSMの定義を使う訳です。ICD-10では，F7カテゴリーに精神遅滞があります。F8カテゴリーには心理的発達の障害があり，この中のF84が広汎性発達障害です。それが広い意味での自閉症ということです。次のF9カテゴリーは多動性障害，行為障害になりますが，

表1-2 発達障害の概念（DSM-IV-TR）

通常幼児期，小児期，または青年期に初めて診断される障害
- 精神遅滞
- 学習障害（以前は学習能力障害）
- 運動能力障害
- コミュニケーション障害
- 広汎性発達障害
- 注意欠陥および破壊的行動障害
- 幼児期または小児期早期の哺育，摂食障害
- チック障害
- 排泄障害
- 幼児期，小児期，または青年期の他の障害

われわれのように発達障害をメインに見ている医者から見ると，多動性障害と広汎性発達障害が別のカテゴリーになるのは，かなり違和感があります。しかも多動性障害と行為障害が同じカテゴリーなのです。行為障害というのは，基本的には非行とか触法行為に関するわけですから，多動性障害と関連があるにしても同じカテゴリーにするのはちょっとまずいのではないかと思います。

2) DSM-IV-TR（表1-2）

DSM-IV-TR，これはアメリカ精神医学会の推奨で，精神科医の先生方の過半数が使っていると思います。小児科の先生も，発達障害を診られる方はごぞんじだと思いますが，DSM-IVの中では通常，幼児期，小児期，または青年期に初めて診断される障害，そしてカテゴリーがあって，その中に精神遅滞，学習障害，運動能力障害，コミュニケーション障害があって，その次に広汎性発達障害，注意欠陥および破壊的行動障害が続いています。こういうふうなカテゴリーがあります。

3) CDC

アメリカのCDC（Centers for Disease Control）ですが，この定義は基本的に重度の慢性状態を呈するさまざまな障害，メンタル，フィジカルな障害を含む，言語，運動，聴覚，身辺自立などに問題をもち，22歳までに明らかになるものです。自閉症はCDCでも発達障害に入ります。あ

表 1-3 CDC の発達障害

○生来的（あるいは生後ごく早期）の障害
○脳機能障害
○症状に（統合失調症のような）変動がない
　─症状の安定性

表 1-4 発達障害者支援法（平成 17 年度）

- 第二条　この法律において「発達障害」とは，自閉症，アスペルガー症候群その他の広汎性発達障害，学習障害，注意欠陥多動性障害その他これに類する脳機能の障害であってその症状が通常低年齢において発現するものとして政令でさだめるものをいう。
- 2　この法律において「発達障害者」とは，発達障害を有するために日常生活又は社会生活に制限を受ける者をいい，「発達障害児」とは，発達障害者のうち十八歳未満のものをいう。
- 3　この法律において「発達支援」とは，発達障害者に対し，その心理機能の適正な発達を支援し，及び円滑な社会生活を促進するため行う発達障害の特性に対応した医療的，福祉的及び教育的援助をいう。

とは脳性麻痺，聴覚障害，精神遅滞，視覚障害，たくさんのカテゴリーがあって，非常に広い定義になっています（**表 1-3**）。

4）発達障害者支援法

　発達障害者支援法の定義は，実は比較的広い定義なのです。発達障害者支援法が平成 17 年に施行されましたが，まずそこには，「この法律において『発達障害』とは，自閉症，アスペルガー症候群その他の広汎性発達障害，学習障害，注意欠陥多動性障害その他これに類する脳機能の障害であって，その症状が通常低年齢において発病するものとして政令で定めるものをいう」とあります（**表 1-4**）。

　基本的にはカナータイプの自閉症も入っています。ですから，知的障害を伴う自閉症も入っているし，知的障害を伴わないアスペルガーの子どもも入っていて，アスペルガーの子どもも対象としたことで，知的障害を除いたわけではありません。ただ，ピュアな知的障害の子どもには別の法律がありますから，そちらのほうでカバーされることもあって，平成 17 年の段階ではこういう定義になっています。

　この法律ができたときも，いわゆる理念法というか，こうしなければいけないという義務や予算的な措置が書かれていないので，こんな理念だけでは意味がないと言う人がたくさんいました。しかし，実際に動いてみる

と，それなりに法律というのが効果があります。1歳あるいは，3歳児健診で今まで発達障害をまったく意識していない地域があったのです。そういうところにこういう法律がありますと，ああ，発達障害も研究してみなきゃとか，あるいは療育センターを作らなきゃとか，そういう形で療育センターができてきたり，小児科外来の中に発達障害外来ができてきたり，多くの変化があったと思います。

3. 発達障害の基本的特性

1）はじめに

　発達障害の基本特性とは何か。これは生来性，生まれつきということです。あるいは，例外的には例えばゼロ歳時にヘルペス脳炎にかかると，その後自閉症の特徴がはっきりと現れるということが確かにあります。しかし，発達障害は生後，ごく早期の脳機能の障害がある。これは育て方とか，環境の問題ではないのです。もともとかなり遺伝的な要因があって，ケースによると出産時の障害なども絡んで，脳機能の障害が基盤になって発達障害の特徴が現れるということだと思います。

　症状に統合失調症のような変動はありません。もともと発達障害のメインが自閉症ですから，昔は自閉症は子どもの統合失調症だと言われていました。統合失調症と区別をし始めたのが，1960年代くらいだと思います。統合失調症はご存知のように症状に，増悪と寛解があります。寛解期になると比較的普通に仕事ができるけれども，例えば残業が続くなど過度の負担があった場合など急速に悪化して幻覚妄想状態になることがあります。それが治療をするとまた落ち着く。そういうことを繰り返す人がいます。発達障害の場合は，そういった症状に増悪と寛解がなくて安定している。良くなったり悪くなったりしない，基本的に変動がない，ということでは安定しているという意味です。それが発達障害の基本的な特性だと思います。

　また，ご存知のように発達障害がとても増えていると言われています。ドクターに聞いても外来は増えているというし，普通学級の先生も，養護の先生も特別支援学校や特別支援学級の先生も，どの先生に聞いても自閉

症の割合は増えていると言う。私はある地区で就学判定の仕事をしているのですが，就学相談にあがってくる発達障害の子ども，特にいわゆる知的障害のないアスペルガー症候群の子が本当に増えています。なぜこんなに増えているのかというのは，実は遺伝だけでは説明がつきません。原因は今のところよく分かりません。また実数として増えているのかどうかも本当の所はよく分かりません。

軽度発達障害という言葉があります。医学雑誌でも，福祉の雑誌でもよくこういう言葉が使われています。軽度発達障害とは，知的障害の無い，あるいは軽度ということを意味しているらしいです。これを入れると困るのは，軽度といってしまうと，知的な障害は軽度なのですが，社会性の障害とか精神科的状態が軽度というわけではないからです。IQ が 140 あっても，非常に社会性の障害の重いという子はたくさんいます。逆に IQ が 80 くらいでも，結構社会性のある子もいます。だから軽度というと，全般的に支援が軽度で良いんだ，という風に誤解されてしまうということもあるので，この軽度発達障害という言葉は使わないほうが良いと思います。文部科学省ははっきり使わないという宣言をしています。こういう言葉はちょっと誤解されるのですが，便利ではあります。IQ が正常範囲の発達障害であるということと捉えれば，便利ではあるので言葉は残っていくと思います。しかし使うときには，知的な遅れが軽度なだけであって，支援の程度が軽くていいとか，社会性の障害が軽い，あるいは精神科的な問題が軽いというわけではないと常に意識したほうが良いでしょう。

2) ICD-10

ICD-10 の広汎性発達障害の中には小児自閉症，非定型自閉症，レット症候群，小児期崩壊性障害，精神遅滞および常同運動に関連した過動性障害，アスペルガー症候群，他の広汎性発達障害，いろいろジャンルに分かれています（**表 1-5**）。私は，ICD とか DSM は非常に臨床的には使い難いと思っています。ICD と DSM はちょっと違いますが，まずこれで困るのはレット症候群が ICD の中に入っていることです。レットはご存知のように小児神経学的な障害であって，いわゆる発達障害とは違うのです。私は，発達障害に対して使える支援の手段はあまり使えず，必要なのは運

表1-5 ICD-10の広汎性発達障害

F84.0	小児自閉症（自閉症）
F84.1	非定型自閉症
F84.2	レット症候群
F84.3	他の小児期崩壊性障害
F84.4	精神遅滞および常同運動に関連した過動性障害
F84.5	アスペルガー症候群
F84.8	他の広汎性発達障害
F84.9	広汎性発達障害, 特定不能のもの

動的なリハビリなどの小児科的な治療だと思っています。なぜリストに入っているのか，非常に不思議です。たしかにレットの子どもは自閉症的な行動特徴を示すことはあると思いますが，頻度でいえば例えば結節性硬化症のほうが，自閉症に比べて高いです。ということで，なぜレットが入っているのか分かりません。

小児期崩壊性障害，これは1回発達した能力がどんどん崩壊していく，どんどん退行していくという障害ですが，これは少なくとも私たちの児童精神科の臨床ではあまり出会うことはありません。私自身はこの診断名をつけたことは，多分一例もないと思います。この診断名が本当に必要なのだろうかと思います。仮にどんどん崩壊するとしたら，神経学的な障害があって，その過程で自閉症的な行動が出てくるということだと思います。そうすると，神経学的障害を伴う自閉症とすれば良いわけです。

F84-4の精神遅滞および常同運動に関連した過動性障害，これは要するに過動が激しい精神遅滞なんだと思いますが，この診断名もつけたことは1回もありません。実際にこの診断名の論文もほとんどありません。たまに検索しているのですがなかなか出てきません。誰も使わないのにICDに載っているという不思議な診断名です。

3) DSM-IV-TR

DSM-IV-TRは縮小版と分厚い本の翻訳が出ています。実際に発達障害の臨床をされる方は，やはり分厚いほうを読まれたほうが良いと思います。ミニ版だと症状の要約のみが出ていますから，ミニ版で診断をするとかなり誤解をするのではないかと思います。DSM-IV-TRの方は多少ICD

表1-6 DSM-IV-TR の広汎性発達障害

299.00	自閉性障害
299.80	レット障害
299.10	小児期崩壊性障害
299.80	特定不能の広汎性発達障害（非定型自閉症を含む）

よりもましで，何とかの過幼性障害はなく，自閉症障害，レット障害，小児期崩壊性障害，アスペルガー障害，特定不能の広汎性発達障害にわかれています。しかしやはりレットが入っていることがおかしいし，小児崩壊性障害はあまりないと私たちは思っています。特定の診断基準は満たさないけれど，自閉症的な特徴がある，こういった子どもたちを特定不能の広汎性発達障害と呼ぶことは臨床的に必要かもしれません（表1-6）。

4. 学習障害の定義

学習障害に関しては，混乱が生じておりまして，文部科学省のいう教育的な学習障害の定義（表1-7）と，医学的な学習障害の定義はまったく違います。まったく違うというか，全然観点が違うといって良いと思います。文部科学省の教育者会議の定義によると，学習障害とは，基本的には全般的な知的発達の遅れがない。だけど，聞く，話す，読む，書く，計算する，または推論する，この6領域のうち特定のものの習得と使用に著しい困難を示す。要するに，知的な遅れはないけれど，聞く，話す，読む，書く，計算する，推論するという障害があると言っています。その原因としては，中枢神経系に何らかの機能障害があり，かつ視覚障害とか聴覚障害とか，知的障害，情緒障害などの障害があるが，環境的要因が直接の問題ではない。これが学習障害の定義です。

この定義でいうと，聞く，話すと推論するがあります。聞く・話すはコミュニケーションの障害で，推論するというのは主に文部科学省の人達が言うには，例えば算数の問題などで推論するとか，そういった能力を指しているようです。聞く・話すの障害が入ってくると，例えばアスペルガー症候群の子どもは，全般的な知的な遅れはないことが多いですが，聞く・話す・人の気持ちを推量するとか，そういったことが苦手な子が非常に多

表1-7 学習障害の定義

文部省調査研究協力者会議〔1999.7.2〕

- 学習障害とは,基本的には全般的な知的発達に遅れはないが,聞く,話す,読む,書く,計算する又は推論する能力のうち特定のものの習得と使用に著しい困難を示す様々な状態を指すものである。
- 学習障害はその原因として,中枢神経系に何らかの機能障害があると推定されるが,視覚障害,聴覚障害,知的障害,情緒障害などの障害や,環境的な要因が直接の原因となるものではない。

学習障害の定義学習障害及びこれに類似する学習上の困難を有する児童生徒の指導方法に関する調査研究協力者会議[1997.7.2]

い。そうするとアスペルガーや高機能自閉症の子どもたちが,文部科学省の定義では学習障害と診断されるということになると思います。しかし,このような子どもは医学的な定義でいうと,高機能自閉症とかアスペルガーになるので,現場で混乱する可能性があります。文科省も読み・書き・計算の単純域に限定してくれると良いのですが……。

5. 注意欠陥/多動性障害
(Attention-Deficit/Hyperactivity Disorder)(表1-8)

1) 不注意症状

基本的にはDSM-Ⅳのほうは不注意型と多動―衝動型に分けています。(1)は不注意のほうです。

(a)「学業,仕事,またはその他の活動において,しばしば綿密に注意することができない,または不注意な間違いをする。」不注意な間違いを全くしたことがない人は,ほとんどいないと思います。問題は,「しばしば」をどこまでにするか,このあたりが難しいところです。

(b)「課題または遊びの活動で注意を集中し続けることがしばしば困難である。」これも例えば一緒に遊んでいて,注意がそれてしまうとか,45分の授業を聞いていられないとか,あるいは大学生だったら90分の授業を聞けないとか。90分の授業を集中して聞ける学生なんて私は見たことがないので(笑),これもどこまでとるかということです。

(c)「直接話しかけられたときにしばしば聞いていないように見える。」これは,よそごとを考えているということです。この(c)は,実は自閉症にもたくさんいて,アスペルガーの子どもに多いです。「話しかけられ

表1-8 診断基準 注意欠陥/多動性障害（DSM-IV-TR）

A. (1) か (2) のどちらか：
(1) 以下の不注意の症状のうち6つ（またはそれ以上）が少なくとも6カ月間持続したことがあり，その程度は不適応的で，発達の水準相応しないもの：
〈不注意〉
　(a) 学業，仕事，またはその他の活動において，しばしば綿密に注意することができない，または不注意な間違いをする。
　(b) 課題または遊びの活動で注意を集中し続けることがしばしば困難である。
　(c) 直接話しかけられたときにしばしば聞いていないように見える。
　(d) しばしば指示に従えず，学業，用事，または職場での義務をやり遂げることができない（反抗的な行動，または指示を理解できないためではなく）
　(e) 課題や活動を順序立てることがしばしば困難である。
　(f) （学業や宿題のような）精神的努力の持続を要する課題に従事することをしばしば避ける，嫌う，またはいやいや行う。
　(g) 課題や活動に必要なもの（例：おもちゃ，学校の宿題，鉛筆，本，または道具）をしばしばなくしてしまう。
　(h) しばしば外からの刺激によって，すぐに気が散ってしまう。
　(i) しばしば日々の活動を忘れっぽい。

(2) 以下の多動性―衝動性の症状のうち6つ（またはそれ以上）が少なくとも6カ月間持続したことがあり，その程度は不適応的で，発達水準に相応しない：
〈多動性〉
　(a) しばしば手足をそわそわと動かし，またはいすの上でもじもじする。
　(b) しばしば教室や，その他，座っていることを要求される状況で席を離れる。
　(c) しばしば，不適切な状況で，余計に走り回ったり高い所へ上がったりする。
　(d) しばしば静かに遊んだり余暇活動につくことができない。
　(e) しばしば"じっとしていない"，またはまるで"エンジンで動かされたように"行動する。
　(f) しばしばしゃべりすぎる。
〈衝動性〉
　(g) しばしば質問が終わる前に出し抜けに答始めてしまう。
　(h) しばしば順番を待つことが困難である。
　(i) しばしば他人を妨害し，邪魔する（例：会話やゲームに干渉する）

ても聞いていない。」この (c) はあまりADHDの診断基準としては良くないと思うのですが。

　(d)「しばしば指示に従えず，学業，用事，または職場での義務をやり遂げることができない」（反抗的な態度によるものではない）。
　(e)「課題や活動を順序立てることがしばしば困難である。」
　(f)「精神的努力の持続を要する課題に従事することが困難である。」
　この (d)，(e)，(f)，これは，いわゆる実行機能の障害です。物事をプ

ランして，実行する能力に偏りがある，ただ，私たちは発達障害だからそう考えて解釈するのですが，同じ文章を親ごさんや学校の先生が見るとあまりそれは実行機能障害とは見ないことが多いのです。「ああ，これはやる気がないんですね，気が散りやすいんですね」，の一言で終わってしまう。ということなので，ここらへんを医師が説明するときは，発達障害には脳機能の障害があるので，これはやる気がどうこうではなくて，実行機能障害のことをいっているのだという説明が必要になります。

　(g)「課題や活動に必要なものをしばしばなくしてしまう。」おもちゃ，学校の宿題，えんぴつ，本，または道具などです。これもどこまでそうかですよね。大学で学生たちにこれに手を挙げてというと，かなりの人が手を挙げます。どの程度が基準なのかと聞くと，「大体1日に1回は何かを忘れています」と。それは例えば100人くらいいるとすると，50人くらいが手を挙げます。どこまでを偏りとするか，本当に非常に難しいと思います。

　「しばしば外からの刺激によって，すぐに気が散ってしまう。しばしば日々の活動を忘れてしまう，前やったことを忘れてしまう。」これもたしかに難しいのですが，単純にいえば同じ学年の子どもと比べて明らかにこういう問題の頻度が高いと，100人中下の3～4人になってしまう，というところで見ると思うのですが，なかなか判断が難しい。これらは正常との連続性もある特徴ですから，どこで切るかが難しい。

2) 多動性と衝動性

　(a)「しばしば手足をそわそわと動かし，またはいすの上でもじもじする。」こういう人はたくさんいます。みなさんのなかにもいるのではないでしょうか。

　(b)「しばしば教室や，その他，座っていることを要求される状況で席を離れる。」これは離席です。ただ離席は小学校2～3年まではあり得ると思うのですが，4～5年以上だとほとんどありません。あるとしたら，学級崩壊しているかどうかをチェックしなければいけないと思います。小学校4～5年以上で離席している子というのは，私は自閉症，ASDが混じっている子だと思います。ADHDだけで離席する子は少ないのではないか

表1-9 注意欠陥/多動性障害の3要素

○注意集中困難（不注意）
○多動性
○衝動性

と思います。4～5年になると結構はずかしいので我慢するんです。

（c）「しばしば，不適切な状況で，余計に走り回ったり高い所へ上ったりする。」これも小さい頃ですね，高いところに登ったりするのは幼児期から小学校中学年くらいだと思います。ただ，青年または成人でも落ち着かない感じの自覚だけが特色となることもあります。

（d～f）「しばしば静かに遊んだり余暇活動につけない。あるいはじっとしていない，しばしばしゃべりすぎる。」このしゃべりすぎるというのも，多動性障害に入っているのは要注意ですね。私はよく"口の多動"だというふうに，先生たちに説明しています。そうすると学校の先生方はすごく苦労しているので，みんなすごくうなずきます。口が多弁な子どもたちが多い。（g）（h）（i）の衝動性は，質問が終わる前に答えてしまう。あるいは順番を待つことができない，しばしば他人を妨害する。いわゆるちょっかい出しですね，友達がゲームをしているとちょっかいを出してくる。そういったことが特徴です。

ADHDの特徴は，一般の子どもにも非常に多いのですが，それと同時に自閉症の子どもにも非常に多い。高機能自閉症スペクトラムの子どもの半分以上が，ADHDの重複診断が可能です。DSMを適用すると重複診断をしてはいけないのですが，われわれは臨床的な観点からADHDとASDの重複診断をすることがあります。まとめると，ADHDの三要素は不注意，多動性，衝動性です（表1-9）。

DSMのほうだと読み障害，算数の障害，書字表出の障害，この3つの障害がLDになります（表1-10）。どの定義も基本的には同じです。環境的には問題はないのですが，同じ学年の子どもに比べて読みの能力など特定の能力が劣っている。ADHDとLDが合併するケースがあるのは昔からいわれている事です。それは実際にそうなのですが，と同時に自閉症スペクトラムでLDをもつ子が非常に多いんです。アスペルガーの原著にも読み書き障害だとか，あるいは計算をとても複雑な方法でするケースが出

表 1-10　学習障害 (DSM-IV-TR)

○読み障害（Reading Disorders）
A. 読むことの正確さ，あるいは読むことの理解力が個別に施行された標準化テストにより測定した結果，その子どもの歴年齢，測定された知能，年齢に相応した教育から期待されるよりも著しく低い。
B. A項の問題があるために読みの能力が要求される学業や日常生活に著しい支障がある。
C. 感覚器の障害がある場合，読みの能力障害は感覚器障害に通常随伴する程度を超えている。

○算数障害（Mathematics Disorder）
A. 算数の能力が個別に施行された標準化されたテストにより測定された結果，その子どもの歴年齢，測定された知能，年齢に相応した教育から期待されるよりも著しく低い。
B. A項の問題があるために読みの能力が要求される学業や日常生活に著しい支援がある。
C. 感覚器の障害がある場合，算数の能力障害は感覚器障害に通常随伴する程度を超えている。

○書字表出障害（Disorder of Written Expression）
A. 字や文章を書く能力が個別に施行された標準化されたテストにより測定された結果，その子どもの歴年齢，測定された知能，年齢に相応した教育から期待されるよりも著しく低い。
B. A項の問題があるために文章を書いたり段落を構成して文章にすること）が要求される学業や日常生活に著しい支障がある。
C. 感覚器の障害がある場合，文字や文章を書く能力障害は感覚器障害に通常随伴する程度を超えている。

てきました。

　余談ですが，アスペルガー自身も非常に書くのが苦手だったようです。最近アスペルガーの書いたカルテを，お弟子さんが一生懸命解読をして論文を書いていたようです。

第2講

発達障害の歴史

1. 発達障害の歴史

　発達障害は学問的，医学的，あるいは心理学的に古くから議論されてきました。神経心理学的な症状もありますから，失読症とか失語症との関連でも議論されてきました。その用語も時代とともに変化してきています。

　古くは1887年，19世紀にドイツのクスマウル（Kussmaul, A.）がワード・ブラインドという言葉を作りました。このワード・ブラインドの意味は，脳卒中の後に，もともとちゃんとした人が今までの日常生活はできるのだけれど文字だけが読めなくなってしまうことです。

　1895年，スコットランドではヒンシェルウッド（Hinshelwood, J），この人はグラスゴーの眼科医ですが，国語を教えていた先生が，文字は読めるのだけれど単語や文章になると読めなくなる場合があるという，先天性失語を報告しています。

　ここまでは成人の症例です。

　次に1896年に英国のサセックスのモルガン（Morgan, P.W.）が，先天性語盲，生まれつき知的には遅れはないのに，文字の音読がすごく苦手な子がいるという事を報告しています。モルガンは，一字一字，例えばABCは読めても単語になると読めない14歳の少年のケースを発表しています。この少年は，授業で先生が口頭で説明するともっとも理解する優秀な学生なのですが，プリントで説明をするとさっぱり分からないのです。要するに知的な遅れは全くないのに理解できないと言っています。このモ

ルガンの例は，おそらく世界最初の発達性ディスレクシア（失読失書）の例だといわれています。

1897年英国のブラッドフォードのケール（Kale）が，先天性語盲と似たようなケースを発表しています。

20世紀になって1928年，米国のオルトン（Samuel Orton）が特異的読字障害の報告をしています。これは現在の特異的読字障害という用語に繋がっています。このオルトンは医者ですけれども，生まれつきの特異的読字障害を発表したときに，教育はとても大事だと，特別の支援教育を強調しました。

1962年クレメンツ（Clements, S.D.）がMBD（Minimal Blain Damage：微細脳損傷）ということを発表しました。MBDという言葉は，今でも使う先生がいます。ただ，児童精神科領域では今この言葉は，あまり使われなくなっています。

2．学習障害の歴史

学習障害という言葉が，大きな影響力をもって現れたのは，米国のカーク（Kirk, S.A.）という教育心理学者によります。その後Learning Disabilitiesという言葉は，ジョンソン（Johnson, D.J.），マイケルバスト（Myklebust, H.R.）が使い，日本では森永良子先生・上村菊朗先生が『学習能力の障害（日本文化科学社）』という本を翻訳されて広く使われました。こちらは日本では非常に影響力があったと思います。日本の今の文部科学省の定義も，この流れを汲んでいます。DSM-Ⅲになって特異的発達障害，この中に発達性障害という言葉が出てきました。そしてDSM-ⅢRで学習能力障害という言葉が出てきて，1999年に文部科学省が定義した，という流れになっています。

学習障害は，やはり日本とアメリカの定義が非常に広いんです。カークの流れや，ジョンソンの流れを汲んでいます。ヨーロッパではあまり日本ほど使わない。英国では，ディスレクシアという用語がよく使われます。文部科学省の支援計画でも必ず学習障害，ADHD，高機能自閉症の順番で，学習障害が一番最初に来ます。学習障害といわれている子どもたちを

見ていると，高機能自閉症とか，アスペルガーが疑われる子がいます。LD協会に来ている子どもたちと，自閉症協会に来ている子どもたちの中には重なり合う部分があります。われわれがLDという概念を使うときには，読み，書き，計算が特異的に障害されていると，この3つに限定したほうが混乱が少ないのではと思います。

3．ADHDの歴史

　ADHDは脳炎と関係していると言われていました。嗜眠性脳炎といってパーキンソンになる，そういう病気が1918年にヨーロッパで大流行をしました。その当時子どもだった人に聞くと，本当にみんなが怖がったそうです。この脳炎にかかるとずっと眠りこけていて，治った後大人になると，パーキンソンに，幼児だと多動になった。脳の器質的な問題が背景にあることは，もう最初から意識されていたわけです。1937年というと相当昔ですが，ブラッドリー（Charles Bradley）によって，多動にアンフェタミンが有効であるということが明らかになりました。刺激剤が有効であるということには，非常に古い歴史があります。

　先ほどいったMBD概念が出てきたのが1962年，ADDが1980年，その次になってアテンション・ディフィシット・ディスオーダー，注意欠陥障害が出てきて，DSM-Ⅲ-RになってADHDになりました。その後DSM-Ⅳになって，混合型，不注意優勢型，多動性―衝動性優勢型，この3つにわかれました。この3つの分け方は，臨床的には使いやすいと思います。何で使いやすいのかというと，女の子や成人の場合，不注意だけが目立つという人が多くいます。すると女性は成人の場合は，不注意が目立つときに多動性障害ですよとはなかなか言い辛い。不注意優勢型ですよというと，ああなるほどと分かってくれるため，臨床的にはDSMのほうがICDより分かりやすいと言えます。ADHDに関してはですが。

　図2-1～3は『じたばたフィリップのおはなし』という，1845年にかかれたドイツの絵本です。図2-1は，ADHDの子が両親と食事をしています。そしてフィリップはすでにいすを傾けていますよね，で，テーブルクロスを引っ張ってしまい（図2-2），がちゃんとなって，両親はお手上げ

第 2 講　発達障害の歴史　17

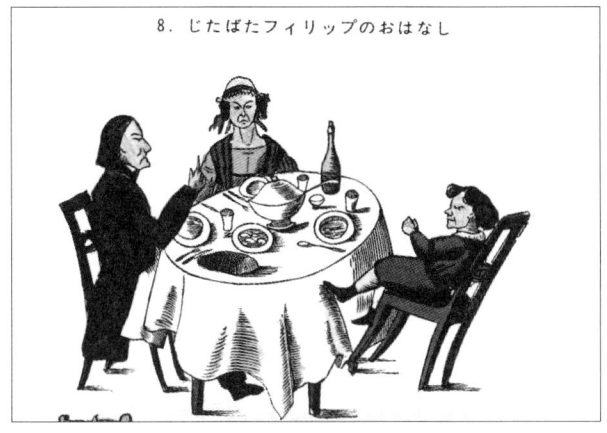

図 2-1　じたばたフィリップ

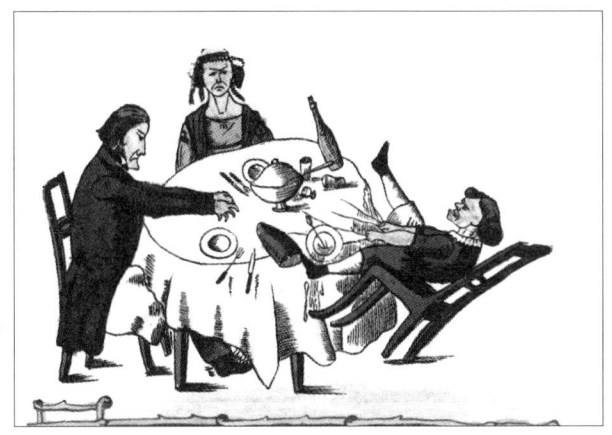

図 2-2　テーブルクロスを引っ張る

になります（図 2-3）。

　図 2-4 は不注意型ですね，フィリップは多動型だと思うのですが。
　「ハンスが学校に行くときは，ぼんやり上に目を向けて，屋根やら雲やらツバメやら，空のほうばかりを見ている。だけど自分の足元をハンスはちっとも見やしない。それでみんなはこう叫ぶ『ぼんやりハンスが歩いてくる』。犬がハンスの足元に掛けてきたって気がつかない。その犬はハンスにこういって注意する人もいなかった。『ハンス犬だよ。気をおつけ』，それからどうなったって？　ハンスは犬と一緒に地面にころがった。」

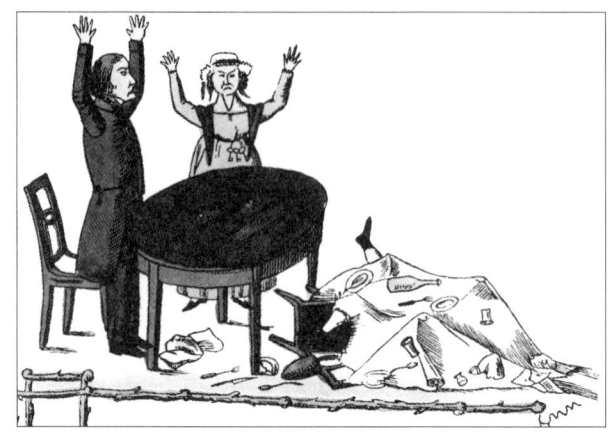

図 2-3　両親はお手上げ

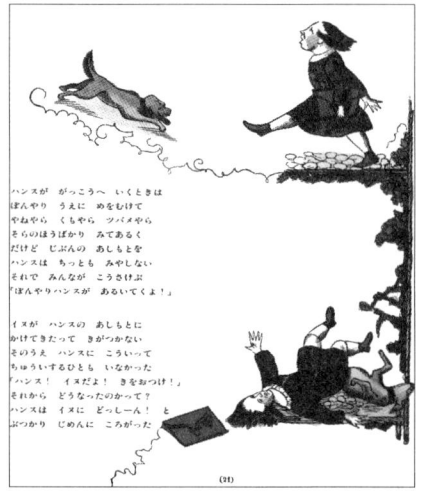

図 2-4　ハンスといぬ

　本当は犬のほうがちゃんと避けてくれますよね，こういう話はむりがあると思うのですが。とにかくこの絵本のように不注意型の子どもや多動の子がいるのは昔からわかっていたという例を皆さんに見ていただきました。

4．自閉症スペクトラムの歴史

1）アヴェロンの野生児

　自閉症の歴史は，正式にはカナーの発見から始まるのですが，本当はその前から自閉症の子どもがいたであろうと考えられています。その中でもっとも正確に記録が残されているのは，アヴェロンの野生児です。これは森の中で育てられた少年で，本にもなっていまして翻訳も出ています。著者はジャン・イタール（Itard, J）という元外科医でそのあとに耳鼻科医になった医師です。イタールはこの野生児の教育をして，非常に細かく記録を残しています。このアヴェロンの野生児は，1799年にカンヌのアヴェロンで完全な裸体で見つかりました。当時11～12歳くらいと推定されました。彼は捨てられた子だったと思われていましたから，何とか教育すればまたしゃべるのではないかと考え，イタールたちが一生懸命教育をしたのですが，結果的には教育の効果があまり上がりませんでした。

　よく見てみると，単にしゃべらないだけではなくて，ハンドリング，人の手を取ってなら意思を伝えられる。あと精巧に非常に奇妙に，几帳面にものを揃える。また偏食もあり，どんなにご馳走をあげても，自分でジャガイモを取ってそれを暖炉に投げ入れてちょっと温めて食べるということを繰り返す。音に対して非常に過敏であった。場合によっては，人に声をかけられても動かないような鈍感な面もあったと，今思えば自閉症的な特徴をたくさん持っている子どもで，よく見ると喉に刃物で切った跡がありました。これはウィング先生が推測するには，もともと自閉症として生まれてきた子どもで，非常に育て難いため親が死なせようとしたけれども，死なせきれずに森の中に捨てたんではないか。それを農夫が見つけて，イタール先生に渡した。そういった経過ではないかと推測されています。

2）カナーの自閉症症例
（1）11例の記述

　医学的な文献として上がってきたのがこのカナー（Leo Kanner）のいう'早期乳幼児自閉症'です。カナーは1943年の論文の中で11例を記述

表 2-1 早期乳幼児自閉症

11 例の記述
- 基本的な障害は，生まれたときから，人と状況に普通の方法で関わりをもてないこと
- 8人は普通の年齢か，少し遅れて話すようになった（3人は無言語）
- 自分のことについて「あなた」という
- 同一性保持への強迫的願望
- 物との良好な関係
- 極度の孤立
- 優れた潜在的認知能力
- 利発な顔立ち
- すべて高度に知的な家庭の出身

○5歳から6歳の間に
　徐々に伝達的な言葉を使う
　音と光には以前より耐えられるようになる
　かんしゃくは少なくなる
○6歳と8歳の間に
　集団の中，あるいは周辺で遊ぶ

(Kanner, 1943)

しています。今でも非常に読み応えがある良い論文です。基本的な障害は生まれたときから背負っているし，人と状況に普通の方法で関わりを持てない。生来性である，カナーは1943年にそう言っています（**表2-1**）。後に考えが変わっていくのですが，最初の論文ではそう言っています。8人は普通の年齢か，少し遅れて話すようになり，3人は無言語でした。カナー型というと，言語がないとか，まったくオウム返ししかしないという印象を受けるのですが，実は最初の11例には割合多くの高機能が混じっていたのです。

○自分のことについては代名詞の逆転になる。
○同一性保持，物事を同じにしておきたいという脅迫的な願望がある。
○物に対しては良好な関係をする。
○人とはうまく交われないけれど，物は上手に扱う。
○極度の孤立がある。
○優れた潜在的知的能力がある。
○利発な顔立ちである。
○すべて高度に知的な家庭の出身である。

この下の3つですが，これが現在では否定されていると言っていいと思います。優れた潜在的な予知能力はある子もいるし，ない子もいる。利発な顔立ち，これはそうじゃない子もいますが，カナーは当時強調したわけです。

　私が前にいた病院でも，非常に古い病院なんですが，1950年代くらいのカンファレンスの記録が残っていて，藁半紙の裏に毛筆で書いてあったりガリ版刷りだったりするんですね。それを見ていたら，今は亡くなった非常に有名な先生が中心になって，その子が自閉症かどうかと議論をしていました。いろいろ議論した末，最後にその偉い先生が，でもこの子の顔立ちはごく普通，あまり賢そうではないねと，だからカナーの基準を満たしていないから，自閉症じゃなくて精神遅滞だというと，みんなが深くうなずくと書いてありました（笑）。まあそういった時代もあったわけです。

　「すべて高度で知的な家庭の出身」というのは，カナーが当時勤めていたような児童精神科に子どもを連れて行くことができるのは，もともとかなり裕福な家庭だっただろうということです。ほとんどが医者，弁護士，政治家とか，知的には高い家庭なので，そういったバイアスがあるのではないかと思います。ただ，これは長く診断基準として重視されていたのです。

　60～70年代の『Refrigerator Mother＝冷蔵庫の母親』という記録が残っているのですが，そのビデオを昔見せてもらったことがあります。そこに出てきたアフリカ系のお母さんが，ある有名な病院に行ったら，うちの子は自閉症じゃないと言われましたと言うのです。そこのドクターは子どもを見て，「カナーの言っている基準をほとんど全て満たしているが，あなたの子どもは自閉症じゃない」と言ったそうです。なぜですかと聞いたら，理由は「あなたが黒人だから，自閉症というのは，知的に高い家庭で優れた家系に出てくる障害だから，黒人の家庭に出るわけがない」，そう言われたと話しています。もちろんアフリカ系の家庭にも自閉症のお子さんはいます。

　だから当時，カナー自身も心が揺れたようです。この1943年当時はこういっていたのですが，1950年くらいには精神分析の影響を非常に受けて，自分自身でも生まれつきかどうか分からないというようなことを言っています。お母さんの育てかたがどうとか，そういうことを強調した時代

表 2-2　ドナルド　要約

5歳1カ月初診
父が31ページのタイプうちの説明を持参
多くの曲を正確に歌う
顔，名前，詩篇，教会問答，コンプトン百科事典に関する並外れた記憶
1人でいることを喜ぶ
母の後追いなし
質問しても答えないが単語のみですます
三輪車や滑り台を怖がる

もありました。

　このカナーの最初の論文だと，5〜6歳の間に徐々に伝達的な言葉を使うようになります。感覚過敏で音や光に敏感な子どもは，徐々に耐えられるようになります。そしてかんしゃくは少なくなります。そして6〜8歳くらいになると，子どもの中へあるいは周辺で遊ぶようになります。カナー自身の症例の子どももこういうふうに，ずっと孤立しているわけではなく，やはりかなり年代が高くなってくると，けっこう集団のなかで遊んだりするわけです。

　（2）ドナルド

　カナーはいくつかのケースをあげていますが，その中で最初の論文で11人，翌年出した論文で2人を追加しています。最初の論文の中のドナルドは5歳1カ月で初診しています。お父さんが，31ページものタイプ打ちで説明をしています。こういうことはよくあります。

　このドナルド君は多くの曲を正確に歌うことができる。顔，名前，聖書，教理問答，コンプトン百科事典に関する並外れた記憶があります。コンプトン百科事典というのは，日本でいえば平凡社の百科事典のような大きなものです。例えばウィトゲンシュタインという哲学者も——彼もアスペルガーだといわれていますが——コンプトンをほとんど覚えていたそうです。そういった知識欲がある。そしてドナルド君はほとんど一人ですごし，お母さんの後追いもしませんでした。記憶力が高いけれども，質問しても簡単な単語のみで済ます。三輪車やすべり台を怖がる。運動系の不器用とか，あるいは感覚的な敏感さがあったようです（表 2-2）。

表 2-3　チャールズ　要約

- 4歳半初診
- 主訴：気持ちが通じない
- 不活発な赤ん坊
- 1歳半で18の交響曲を区別
- 何時間もおもちゃやビンを回す
- 鏡で光を反射させることに夢中
- 人には興味を示さない
- 自分のことを二人称で話す
- 糞便を引き出しなどに隠す
- 言葉の記憶力は優れるが会話は難しい

（3）チャールズ

次はチャールズ君です。4歳半で初診しています。主訴は気持ちが通じない。不活発な赤ん坊でした。この子もやはり潜在的な認知力の高さがあって，1歳半で18の交響曲を区別していました。私のクリニックにもこういう子どもはたくさん来ます。例えば2歳くらいからゴッホとピカソと区別したとか，そういった子がいます。チャールズ君は何時間もおもちゃを振り回す。鏡で光を反射させることに夢中になる。人には反応しない。自分のことを二人称で話す。英語ですから you で話すわけです。糞便を引き出しなどに隠す。もっと大きな10歳くらいのアスペルガーの子でも，なぜかウンチを部屋の隅に隠す。なぜかよく分からないのですが，たまにいます。言葉の記憶力は優れているが会話が難しい。これも非常に多いです。言葉をたくさん覚えているけれど，会話にはなかなかなりません（**表 2-3**）。

（4）ドナルドとチャールズのその後

この2人は典型的な自閉症で，例えばチャールズは2歳でシンフォニーを区別していますから，潜在的な認知力は高いわけです。高いけれど，2人の予後はだいぶ違います。ドナルドはカナー自身が追跡調査をしていて，36歳で調査をしました。彼は1958年に文学士号取得。大学の文学部を卒業し，地方銀行に勤め，経理の仕事をしていました。本人は昇進の希望はありません。ゴルフが趣味で穏やか。語学が好きで，語学を趣味にしている。ある意味社会的には，まずまず社会適応している。

表 2-4　ドナルドとチャールズの予後（1971）

ドナルド 36 歳	チャールズ 32 歳
1958 年に文学士号取得	5 歳 10 カ月からずっと州立精神病院入院
地方銀行の出納係	語彙はわずかで，ほとんどの時間を 1 人で歌を歌って過ごす
昇進の希望なし	無期限の入院加療が必要
ゴルフが趣味	
穏やか	
語学に関する特異な才能	

表 2-5　カナーとアイゼンバーグの基準（1955）

- 情緒的接触の重度の欠落
- 無言語，あるいは考えや感情を伝達するために言葉を使わない
- 物への没頭，物を器用に扱うが機能に活かした使い方はしない
- 複雑で反復的な能力や記憶力が際立って優れている
- 魅力的で知的な容姿

　同じように幼児期にカナーを受診したチャールズは，5 歳 10 カ月からずっと州立の精神病院に入院していました。当時のアメリカの州立精神病院というのは，非常に全体に劣悪な環境だったらしいですが，そこに入院していた。語彙はわずかでほとんどの時間トイレで過ごし，主治医から無期限の入院治療が必要だといわれていました（**表 2-4**）。

　カナーの時代は，結果的に予後がそこそこいい子もいたし，明らかに悪い子もいたわけです。何が予後を規定するかというのは，今でも非常に議論があってなかなか難しいです。チャールズ君のように悪くなってしまう子と，ドナルド君のように比較的良好な予後と何が違うかということが今後研究の対象になります。

　結局カナーたちは，カナー・アイゼンバーグの基準として 1955 年にまとめています（**表 2-5**）。この基準は情緒的接触の重度の欠陥。言葉がない，あるいは言葉があっても考えとか感情を伝達することに使わない。物に没頭する，物を器用に扱うけれども機能は活かしていない。例えばピストルのおもちゃを見ると，一生懸命分解して組み立てるということを繰り返す。しかしピストルらしく，バキューン，バキューンといって遊んではいません。ミニカーを見ると，ただ車輪を回しているだけで満足する。複雑で反復的な決め事があって，変化に抵抗する。この複雑というのは特徴的です。例えば水をコップに入れるときに，ギリギリ表面張力で盛り上

表 2-6　小児期の自閉的精神病質

- 社会的に奇妙でナイーブ，不適切，情緒的に孤立．
- 「自己中心的」で，批判に敏感，一方他者の気持ちには気づかない．
- 優れた文法力，語彙力，流暢な会話，しかし回りくどく，字義通りで，細かい，独語的で相互的な会話が成立しづらい．
- ノンバーバルコミュニケーションの貧困，単調あるいは奇妙なイントネーション．
- 特定の領域に限局された興味．興味のある物や情報を収集する．
- 知的には正常，境界，優秀だが，伝統的な学校教育で学ぶことが困難．特異な関心のあることに関連したことに関してきわめて独創的な考えや能力を発揮することも．
- 運動，手先は不器用．人によっては楽器演奏などに優れている．
- 明らかに常識を欠いている．

(Asperger, 1994)

るまで入れて，そしてその盛り上がったところで止めちゃってこぼさない．そういった決め事があったり，針金を見ると必ず複雑な文様を作るとか，そういった自分なりの決め事があります．変化に対して弱い．同じ道順を通らなければいけないとか，同じ車でなければ乗れないとかそういったことです．視覚，空間的な能力や記憶力は際立っている．魅力的で知的な容姿．こういった基準を 1955 年にまとめて，それが長くスタンダードでした．

3）アスペルガーによる症例
（1）小児期の自閉的精神病質

アスペルガーは当時ウィーンの小児科医で，カナーが発表した翌年に「小児期の自閉的精神病質」というタイトルで論文を発表しています（**表 2-6**）．

アスペルガーの論文では，社会的な障害のあり方が，奇妙でナイーブ（世間知らずの意），不適切，情緒的に孤立しているとしています．カナーの場合はまったく孤立していたのですが，アスペルガーの場合は社会的に奇妙な接し方，不適切な接し方をする，ただ情緒的には孤立している，なかなか気持ちは通わない，だけど接触はしてくる．「自己中心的」で批判に敏感，一方他者の気持ちには気づかない．批判されると非常に敏感に嫌がるのですが，人がどう思うかということはあまり気にしていない．そういう意味での「自己中心的」です．優れた文法力，語彙力，流暢な会話を

して言葉には困らない。ただ，文法力や語彙力は困らないけれど，話し方としては回りくどい，字義通りで細かいことに拘る。独語的で総合的な会話が成立しない。いわゆるコミュニケーション障害といった場合に，言葉がないとか文法が間違っているとか，あるいは発音が悪いとか，そういったコミュニケーション障害もあるわけですが，アスペルガーのコミュニケーション障害はそういう次元ではなくて，社会的なコミュニケーションに主な問題があります。

ノンバーバルコミュニケーションが貧困であると，表情やしぐさが貧困・単調，あるいは奇妙なイントネーションをもっている。特定の領域に限局された興味，興味のあるものや情報を収集。特定のものが非常に好きだということです。これはうまくいけば学問的な興味が高ずれば，学者として成功するかもしれないし，あるいは特定の趣味，例えばチェスに集中すれば，チェスの大家になるかもしれない。

知的には正常で境界あるいは優秀だけれども，伝統的な学校教育で学ぶことが難しい。特に関心のあることに関しては，極めて独創的な考えを発揮することもある。知的には正常，あるいは境界くらいだけれども伝統的な方法，学校教育で学ぶことは難しい。これは最初からアスペルガーが言っているわけです。今は特別支援教育といわれていますが，教育の方法に特別な工夫が必要だとアスペルガーは当時から見抜いていたわけです。

特異な関心のあることに関しては，独創的な考えを発揮する。イマジネーション障害が自閉症の三つ組の1つです。このイマジネーションは社会的イマジネーションのことで，社会的文脈で相手が何を考えているか推測するようなイマジネーションのことです。だから社会的な文脈とは無関係なイマジネーションが豊かなアスペルガーの人もいるわけです。芸術的な才能を発揮するということは，アスペルガーであってもあり得る。アスペルガーの芸術家はたくさんいます。例えばグレン・グールド，カンディンスキー，アンディー・ウォーホール，エリック・サティなどは，アスペルガーだった可能性があるといわれています。

運動がにがて，手先が不器用，もちろん中には器用な子もいますが，かなりの子が不器用で工作が苦手だとか，字が苦手また明らかに常識を欠いている。常識，コモンセンスが出てこない。ある精神科の先生は統合失調

症のひとつの基本的な欠陥として，自明性の喪失というのを問題にしています。自明性の喪失，もともと自明であるということも分からない。これが統合失調症の基本特性だという人がいるのですが，アスペルガーとか高機能自閉症は自明性の獲得が困難です。中には自明性がないといって悩む人もいます。ヒトにはヒトの考えがあるということが分からない，あるいはヒトにとっての常識が自分には分からないといって悩む人もいるし，全然悩まない人もいます。

　（2）フリッツの症例
　アスペルガーは最初の論文で4つの症例について詳しく記述しているのですが，ここでは1人，フリッツ君をあげます。彼は1939年にウィーン大学を受診しています。学校に入ったとたんに，もう教育不能と言われています。発達期は不器用，10カ月で始語，まるで大人のように喋る。いわれたことは決してしないで逆をする。いつも落ち着きがなく，歩き回る，多動系。子どもの集団に加わらない，関心がない，関心を示さない。人に関心はないけれども抱きつく。大人の権威に無頓着で，遠慮がない。この権威に対する無頓着な子どもというのは，相手が隣のお姉さんであっても，校長先生であっても同じように話しかける。ウィング先生は，生まれついての民主主義者だといっています。それが権威に無頓着な子，これは成人期でもそうです，たとえば就職の面接で，面接の人とため口でしゃべってしまう人がいますが，これは無頓着です。
　対抗しようとしているのではなくて，本当に社会的立場がわからないのです。そういう子は表情もちょっと無表情だったりします，そういった無頓着さがある。決まった常同行動をする，物を叩く，ジャンプする。常同行動というと，カナータイプの重度の自閉症の子にしか見られないと思っている人もいると思いますが，実際には高機能の子にもいます。ジャンプをしたり，そしてちらりとしか人を見ません。異食は，えんぴつを噛んでいる，あるいは唾いじりをする。唾いじりなどはちょっと大きくなると恥ずかしくなって止めるのですが，彼は恥ずかしさが分からなくてずっと続いているんだと思います。フリッツは抜群の計算能力を示します。計算がすごく得意で，マイナスの概念を独力で獲得しています。しかし発声とか

表 2-7 フリッツ

- 1939 年秋,ウィーン大学小児科受診
- 入学当日に「教育不能」と言われる
- 発達期
    - 不器用,10 カ月で始語,「まるで大人のように」しゃべる
    - 言われたことを決してしない,逆をする
    - いつも落ち着きなく歩き回る
- 遊んでいる子どもの集団に加わらない,関心を示さない
- いろんな人に抱きつく
- 大人の権威に無頓着,遠慮がない
- 決まった常同運動(物をたたく,ジャンプする)
- ちらりとしか人を見ない
- 異食(えんぴつ),つばいじり
- 抜群の計算能力
- マイナスの概念を独力で獲得
- 発生,話し方,身体の使い方が奇妙

話し方とか身体の使い方が奇妙でした。そういった特徴がありました(**表 2-7**)。

4)キャンバーウェル研究

現在,自閉症スペクトラムという言葉を私たちは使います。カナーの基準の自閉症よりも現在の自閉症の診断基準は広くなっている。広くなった理由は,広くなったなりの理由があるんです。このきっかけになったのが,ウィングとグールドがやったキャンバーウェル研究です。

ウィングたちはロンドン南部のキャンバーウェル地区で特殊教育を受けている子ども全員を調査しました。そのときの基準は三つ組の障害に限っています。①対人交流に障害があって,②言語性コミュニケーションに障害,③反復的常同運動,要するに繰り返し行動がある。かつみんな特殊学級に行っていますから,知的障害も伴っています。こういった子どもたち 132 人を抽出しました(15 歳以下の全人口が 35,000 人のうち)。当然すべての対象が特殊教育を受けていました。特殊教育を受ける年齢が,2〜18 歳なので,彼らを社会性に障害がある子・対人交流に障害のある子どもと,年齢相応・知的年齢相応に社会性のある子どもと2つに分けたんです。ここが非常に面白いところで,社会性障害の部分で2つに分けました。ダウンの子の一部は,表で見ると下のほうに入ります(**表 2-8**)。

社会性障害のある子は無言語/エコラリアが 90 パーセントと非常に多

表 2-8　社会性障害の有無

社会性障害あり	74
知的年齢相応の社会性	58
計	132

（キャンバーウェル研究，1979）

表 2-9　社会性障害の比較

	無言語／エコラリア	社会的なふり遊びのみか象徴的なふり遊びがない
社会性障害あり	90%	97%
適切な社会性	50%	24%（言語理解力が 20 カ月以下のものがすべて）

（キャンバーウェル研究）

いです。なおかつ，ふり遊びを（ここが非常に面白いところです）しない，反復的なふり遊びしかしない，そもそもふり遊びがないのです。表 2-9 のように社会性障害のある子のなかの 97 パーセントがふり遊びがありませんでした。

　知的年齢相応の社会性のある子で，言葉のない子は 50 パーセントしかいません。反復的なふり遊びしかしない子は，24 パーセントでした。しかもその子たちは言語理解力が 20 カ月以下です。要するに 1 歳半くらいの能力ですから，非常に知的に低い訳です。定型発達の子どもでふり遊びが出てくるのは 1 歳半くらいです。ですから，そういう意味ではもともとふり遊びが出る知的年齢までに達していないということです（表 2-9）。

5）三つ組みと積極奇異型の発見

（1）三つ組の発見

　①社会性の障害，②コミュニケーションの障害，③ふり遊びの障害つまりイマジネーションの障害，この 3 つが一緒になって現れてくることが，この研究でわかりました。これが三つ組の発見です。この三つ組が一緒になって現れている。社会性障害のある子どものほとんどが三つ組の障害があったのですが，自閉症と診断されたのはわずか 17 人のみでした。しかし社会性障害のある子ども全員に反復常同行動があったし，子どものほとんど全てに言語や象徴的活動に偏りがあった。何でこうなのかというと，カナーとアイゼンバーグの自閉症の診断基準が非常に狭い，厳しい基準だったため厳密に診断をつけていくと，社会性障害のある子どもの多くが自閉

表 2-10 キャンバーウェル研究の「発見」まとめ

三つ組の発見	積極奇異型の発見
社会性	孤立型
コミュニケーション	受け見型
イマジネーション	積極奇異型

症とは診断されなくなりました。それは結果として，非常に子どもにとって不利益になるわけです。自閉症に特化した教育を受けられない状況になるのです。

　この論文が発表された 1979 年は，三つ組が発見された非常に大切な年だと私は思っています。これは自閉症研究の大きな転換点だったのではないでしょうか。現在のようにアスペルガーも含めて，自閉症スペクトラムの子がたくさん臨床に上がるきっかけの 1 つは，明らかにこの論文のためと思われます。

　（2）社会性のタイプ

　何回かこの論文のなかで，ウィングは積極奇異型ということを言っています。孤立型というのは孤立ですね，話しかけられたり，関わる人からも孤立したり，拒否する。受け身型というのは，自分からは関わっていかないけれど，関わられるとそれなりに受け入れる。積極奇異型というのは，自分からも関わってくるけれど，関わり方が非常に一方的で，奇妙です。それまでは積極奇異型の子は全然自閉症だとは思われていませんでした。例えばアスペルガーの言う，社会的な接触が奇妙な子，その奇妙さ加減，社会性の障害といってもいいわけで，ここまで含めて自閉症といいましょうというのが，積極奇異型を提唱した理由の 1 つです。

　そういう意味では，ウィングとグールドが 1979 年に論文の中で，積極奇異型を提唱して，自閉症の範囲がかなり広がりました（**表 2-10**）。

6）1970～80 年代

　その後 1970～80 年代にかけてはいろいろな論争がありました。カナーの自閉症が本当の自閉症なのか，アスペルガーが言うものがそうなのか，あるいは自閉症の原因が育て方のような心因的なものか，あるいは脳に機

表 2-11　DSM-Ⅲ

全般的発達障害 PERVASIVE DEVELOPMENTAL DISORDERS
299.0x　幼児自閉症　Infantile Autism
鑑別診断　聴力障害；精神遅滞；小児期に発症する全般的発達障害　発達性言語障害　受容型：精神分裂病
診断基準
　A. 生後 30 カ月未満の発症。
　B. 他者に対する反応性の全般的な欠如（自閉症）。
　C. 言語発達における粗大な欠如。
　D. 会話が存在する場合は，即時のまたは遅延した反響言語。
　　隠喩的言語。代名詞の逆転のような特異な会話パターン。
　E. 周囲の様々な状況に対する奇異な反応。例えば変化への抵抗，生きているあるいは生命のない対象への特異な興味あるいは愛着。
　F. 「精神分裂病」におけるような妄想，幻覚・連合弛緩・減裂が存在しないこと。

能的・気質的な障害がある認知障害かと。

　現在の考え方だとカナーもアスペルガーも両方とも自閉症スペクトラムです。治療としては行動療法をとる立場と，受容的な遊戯療法をとる立場に分かれました。現在受容的な遊戯療法がいいと思う人はあまりいないと思います。行動療法，あるいは認知療法にだんだんと変わってきています。
　DSM-Ⅲが1980年に出ています（表2-11）。ちょうど1979年ウィングたちが三つ組みを発表した次の年ですが，この時点では，ウィングたちの影響を受けていません。やはり幼児自閉症が診断基準で30カ月未満の発症，全般的な他者に対する反応性の欠如，言語発達における粗大な欠陥，会話が存在する場合には反響言語や特異な会話のパターンがあり，そして変化に抵抗がある障害，そういった診断基準でした。このときの診断基準は，どちらかというとカナーに近いわけです。しゃべらない，会話が続くタイプでも，一方的に自分の好きなことをいう子というのは，このDSM-Ⅲの基準ではたぶん満たさなかったのではないでしょうか。

7）ウィングのアスペルガー論文の引用

　1981年に「アスペルガー症候群　臨床的知見」という論文をウィングが発表しました。今までほとんど英語圏では知られていなかったアスペルガーの論文をウィングは引用して，カナーの基準は満たさないけれども，アスペルガーの基準に近い子どもや成人がいることを紹介しました。ウィ

表 2-12 ウィング（1981）の典型例　C.B.

- 13 歳で初診
- 生後 6 カ月に頭部打撲，その後孤立，手かざしでほとんどの時間をすごす
- 3 歳でアルファベットを識別，塩と胡椒のつぼを描くことが唯一の活動，常同運動が目立つ
- 4 歳：話し始めるが，単語のみの期間が長い
- 5 歳まで孤立した状態は続き，視線を合わせることは少なかった
- 5 歳以降：会話と対人接触の急速な改善
  抜群の機械的記憶力
  11 歳まで養護学校
- 普通学校へ転校
  文法は正しく，語彙は豊富。話すことは愚直で未熟で自分の関心ごとに限定
  反復的な質問
  同年代の子どもより大人の仲間に入ることを好む
  地図と道路標識に関心
  魅力的な子どもではあるが，悲しいほど傷つきやすいと教師は気づいている

ングは 5〜35 歳までの 34 例を報告しています。疾病分類学的にはアスペルガー症候群は，認知と対人関係の発達の障害と見なします。

　これはなぜかというと，アスペルガー自身は自分の追った障害を（症候群を）精神病質と言いました。つまりパーソナリティ障害 Personality disorder と見なしたのです。アスペルガーは最後までパーソナリティ障害と思っていました。ウィングはアスペルガーを引用したのですが，アスペルガーが言ったパーソナリティ障害ではなく，発達障害であるとして，かなり自閉症との連続性を強調しました。それがウィングの業績だったわけです。そしてウィングは，自閉症の特性を示すけれども自閉症と診断されず，自発的に話すことができて，対人的にも無関心ではない子どもや大人の問題を説明するためにアスペルガー症候群という概念が，非常に有用であると提唱しました。それが現在の状態に繋がっているわけです。

　○ウィングの症例　C.B.（**表 2-12**）
　ウィングは 34 例をあげていますが，その中で何例か細かくケースを書いています。その中で 1 例だけ紹介します。
　C.B. さん。この人は典型的な自閉症からアスペルガーに変化した人です。よく聞く話ですが，4〜5 歳頃になって，「この子は自閉症が治って嬉しい」と親御さんが言われることがあります。たぶん自閉症がアスペルガー

に変わったということだろうと思います。C.B. さんは 13 歳で初診しているのですが，生後 6 カ月に頭を打っている。その後孤立して，手かざしでほとんどの時間を過ごす，典型的なカナータイプの自閉症だったんでしょう。3 歳でアルファベットを識別し，塩と胡椒の壺を描くことが唯一の活動で，常同行動が目立ち，話し始めが 4 歳で始語が遅かった。単語のみの期間が長く，5 歳まで孤立した状態が続き，視線を合わせることが少なかった。

　そして 5 歳以降に急に変わるんです。5 歳以降に会話と対人接触の急速な改善があり，抜群の機械的記憶力を示す。11 歳まで養護学校に行っていたのですが，その後普通の学校に転校しています。転校した段階で文法が正しくて，語彙は豊富ですが，ただ話すことは非常に愚直で，自分の関心ごとに限定されている。質問は反復的質問する傾向がありました。そういう意味では文法的には語彙も豊富になったけれども，根本的にはコミュニケーションの障害は残っている。決してコミュニケーション障害がなくなったわけではありません。同年代の子どもよりも大人の仲間に入り，その後孤立はしなくなり，対人関係はできるようになったのですが，同年代の子どもとは付き合わない，やはり社会的障害が残る。社会性というのは，同年代の子どもとの付き合いに一番要求されるのです。年齢の差があると，パターンで結構こなすことができます。大人はリードしてくれますから，大人の方が楽なんです。同年代の子どもと遊ぶ社会性が育っていないわけです。地図と道路標識に関心がある。子どもとして魅力的だけれども，非常に傷つきやすい。

　11 歳頃になってくると，アスペルガーの子どもも，心の理論を獲得して，相手がどう見ているかということが分かってきます。自分がちょっと変わっている，かなり変わっていることが分かってきて，かなり傷つきやすくなってくることが見て取れます。たぶん，C.B. さんもそういう状況だったのではないかと思います。ウィングは，こういう子どももアスペルガーと呼びましょう，幼児期は自閉症です。言葉も遅いですから。このようなケースを，アスペルガーと呼びましょうと言っています。自閉症スペクトラムとして支援を考えましょうと強調したのです。

8）広汎性発達障害 DSM-III-R

1987年，DSM-IIIがIII-R に変わりました。これはかなり大雑把な基準です。相互的な社会的な関わりの質的障害。コミュニケーションの障害と想像的活動の障害とあります。この想像的活動的と分けたことは，たぶん1979年のウィングの論文の影響でしょう。活動や興味の範囲が少しラフになり少し広がりました。

ウィングたちはその頃に，continuum ということを言っています。「自閉症特性の連続性 The continuum of characteristics」，という論文に変えて，1996年には「自閉症スペクトラム The Autistic Spectrum」という概念を提唱しています。ウィングたちは，自閉症というのはカテゴリー的な概念ではなくて，ディメンショナルな連続的な概念であるということを提唱しました。ある意味，正常にも繋がっているということで，スペクトラムで考えましょうということを言い出した。それが一般に受け入れられて，自閉症概念が拡大し，今のように「自閉症スペクトラム」という言い方をするようになりました。

9）広汎性発達障害 ICD-10

1992年には，ICD-10 が発表されています。その中で広汎性発達障害という概念が定義されていて，①相互的な社会関係，②パターンのとれたコミュニケーション，③制限された常同的で反復的な興味と活動，と少し変わってきている。ICD-10 の中にアスペルガー症候群が初めて採用されました。ただ，ICD-10 のアスペルガー症候群と，ウィングのいうアスペルガー症候群というのは，似て非なるものです。似て非なるというか，かなり違うものです。よくウィングが自分の考えを ICD-10 に採用させたとか，採用されて満足しているという人がいますが，それは間違いです。

かつて全英自閉症協会の基調講演でウィングが「DSM と ICD-10 は窓から捨てろ！」，といったら，みんながワーッと拍手をしていました。そのように日本ではちょっと分かりませんが，イギリス人というのはそれだけ DSM も ICD-10 も，あまり好きじゃない人が多いようです。

10) 高機能自閉症とアスペルガー症候群

　高機能自閉症とアスペルガーの区別をよく，判別しろとか区別しろとか言われるのですが，これもちゃんとした定義はありません。高機能自閉症はカナータイプで知的障害のないものと定義しているし，先生によってはDSMの自閉性障害を満たした知能が正常な場合と考えています。アスペルガー症候群はウィングが提唱したのですが，DSMとかICD-10みたいなクライテリアは提唱していないです。次の基準のうちいくつ満たしたらアスペルガーだとか，そういうことは言っていません。ウィングたちの考えは非常にシンプルで，アスペルガー症候群の基準に近ければアスペルガー症候群。カナーの基準に近ければ，カナータイプの自閉症としましょうとか。どっちかよく分からなければ，区別する理由がなければ単に自閉症スペクトラムとみましょうということです。

　ウィングによれば，自閉症スペクトラムかどうかは，支援のためにその判断はとても大事だけれども，高機能自閉症かアスペルガーかということにそんなに拘る必要はないと言っています。現在，「高機能自閉症かアスペルガーを区別できるかどうか」，のような研究がたくさんありますが，そんな研究が出てきたことはウィングとしてはかなり不本意なのです。そんなことはあまり意味がない。

　私も意味がないと思うのですが，なぜ意味がないと思うかというと，そういった記述の研究というのは，ほとんどDSMやICD-10を使っています。DSMやICD-10の基準そのものが，理由がはっきりしない。何でこういう基準になったのかよく分からない。そこの基準に当てはめて診断を区別するということが，どんな意味があるのだろうと思います。尚かつ，高機能自閉症とアスペルガーが関連する論文を読んでいくと，ほとんどの論文がDSMの基準をちゃんと使っていません。ちゃんと使っていないというのは，例えば3歳までの認知発達のどうこうというのは，DSMではよく分からないわけで，「その項は削除してアスペルガーと診断します」という論文がとても多いのです。もともとよく分からないDSMの基準を使って，さらにその基準を自分なりに変えて使っている。そうするとそれがアスペルガーと自閉症を区別することの意味があるかどうかということです。

図 2-5

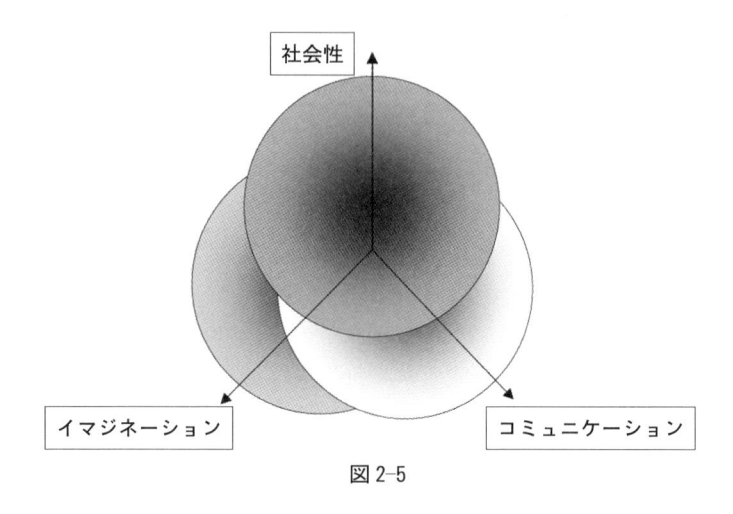

　よくICD-10にはアスペルガー症候群の妥当性はまだ信頼されていないと書いてあります。だからアスペルガー症候群は意味がないと，あまり使うなという先生がいるのですが，アスペルガー症候群の概念というのは，もともとは自閉症の概念が狭すぎたために，自閉症を広げましょうということで作られたものだと思います。そうすると，アスペルガー症候群概念の良い点というのは，今まで自閉症と思われなかった子どもを，もう一度自閉症スペクトラムかどうかチェックして，そうであればきちんと支援しましょうという臨床的な有用性だと思います。それは，ちょっと専門的になりますが，いわゆるvalidity＝妥当性とは違うと言えます。

　カナダの精神科医のザトマリ（Szatmari, P.）は，アスペルガーの概念に妥当性があるかないかという議論があるけれど，それよりもアスペルガー概念がuseful つまり有用性があるかどうかを議論するほうがずっといいと言ってます。臨床的には明らかに，有用性があるということを言っています。私もそう思います。あまり妥当性の理論に踏み込むのは，DSMの診断基準がよくないのであまり意味がないと思います。

　ウィングたちは，アスペルガーと高機能自閉症とを区別しないで，自閉症スペクトラムと考えて診断をして支援をしています。
　社会性と，イマジネーション，コミュニケーション，この三つが重なっ

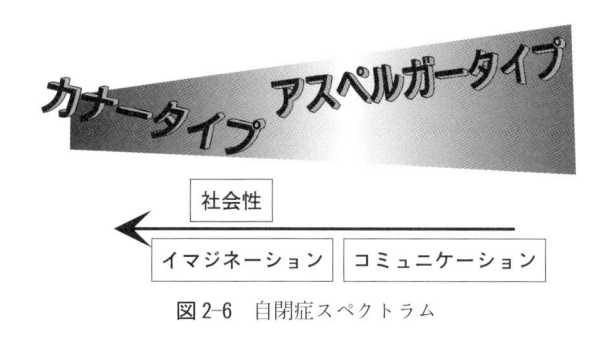

図 2-6　自閉症スペクトラム

て，自閉症スペクトラムなわけです（図 2-5）。

　スペクトラム概念は，虹の概念から来ています。例えば黄緑のところを見ると黄緑と青は似ている。あるいは黄緑とオレンジは似ている。だけど，例えば緑と赤は全然似ていない。緑と赤は似ていないんだけれど，よく見ていくと緑から黄色になって，それからオレンジになっていくと。よく見ていると連続している。そういう意味ではカナータイプの自閉症と，アスペルガータイプの人は一見似ていない。カナータイプの場合は喋らないし，アスペルガータイプの人はペラペラ喋る。似ていないけれど，よく見ると三つ組というのがある。それがスペクトラム概念なのです。

5．診断の際の注目点

1）カナータイプとアスペルガータイプ

　数としてはカナータイプのほうが少なくて，アスペルガータイプのほうが多いです。昔はカナーのほうが多いといわれたのですが，最近は研究が進むほどアスペルガータイプが多いといわれています。軸を見ていくと，社会性の軸で取っても，コミュニケーションの軸で取っても，イマジネーションの軸で取っても，連続しています（図 2-6）。

　診断の際の注目点がいくつかあります。非定型の発達特性の存在。例えばエコラリアがあったとか，あるいは感覚過敏があったとか。その発達の偏りの存在を見る。それはそれで大事ですが，同時に定型の発達特性，あるいは行動特性の不在も大きな指標です。それを見なければいけない。例

えば1歳半で指さしをしたかとか，イナイナイバアーを自発的にしたかとか，そういった行動です。そこをちゃんと見ることが大事です。それが評価です。そして合併する障害もみます。ASDはいろんな障害，精神科的な，あるいは小児科的な障害を合併しますから，そういった合併症をきちんとチェックする必要があります。

基本的に診断をするための医学的検査というのはないわけです。この検査をすれば，自閉症は診断するとはいかないわけで，発達歴と，直接，間接情報を詳細に聞いていくこと。認知テストによる情報は，参考になりますがあくまでも補助です。ですから例えば，WISCとかWAISのプロフィールがこういう形だから，自閉症だと思うのは間違いで，どういうプロフィールであっても，自閉症ではあり得るということです。

☆

DISCOという半構造化面接をウィングたちが作りました。これは日本語版もありますが，DISCOはちゃんとやると4時間くらいかかります。それくらい長いので，なかなか一般臨床では使えないと思います。ただ，診断の練習には非常に役立つと思います。DISCOは本として売っていません。これはウィングたちの考えで本としては売らないで，あくまでも5日間のセミナーに参加して自分でケースを出して，そのケースの評定をして，それが適切であると認定された人だけが使える。だからDISCOの認定というのは，ウィングの名前でしています。イギリス，スウェーデン，オランダ，日本でセミナーを行っています。（セミナーはよこはま発達クリニックで年1回行っています。）

2）自閉症スペクトラムの原因

脳の機能障害ですが，特定の単一の機能障害があるわけではありません。特定の原因があるわけではない。遺伝子もいろいろいわれていますが，特定の1つの遺伝子だということではありません。遺伝的要因は重要だけれど，それだけで説明はできません。他の障害が合併することも多いです。例えば結節性硬化症は非常に多くみられます。なぜ多いのか分かりませんが，ダウン症もかなり多い。ちょっと前では，ダウン症は関係ないと言われていましたが，ダウン症が自閉症と合併することはマレとはいえません。そういった他の障害も見なければいけない。

表 2-13　ディメンジョン vs カテゴリー

- 精神科臨床において，いかなる基準を用いたとしても診断カテゴリー間にはっきりとした境界を定義するのは非常に困難である。
- 自閉症スペクトラムの人にみられる臨床像は，互いに区別された定義的カテゴリーよりも多面的な次元からなる概念のほうがよりよくフィットする。
- 個別のニーズは，特定のカテゴリーに分類した診断よりも，異なった次元におけるレベルのプロフィールを把握することのほうが，より正確に評価できる。

3）カテゴリー診断と多次元診断

　ディメンジョン VS カテゴリー。ウィングたちは基本的にディメンジョン，連続体概念，次元概念で考えています（表 2-13）。DSM は基本的にカテゴリー概念です。DSM-5 が今準備されていて，その 5 になるとディメンジョンの考え方がかなり入ってくるようです。ウィングたちはディメンジョンで考えているのですが，精神科領域においていかなる基準を用いたとしても，診断カテゴリー間にはっきりとした境界を定義するのは難しい。このカテゴリー概念が有効なのは感染症です。感染症もウィルスとか，細菌によって治療薬が違ってきますから，カテゴリー概念が非常に有用でありますが，少なくとも精神科臨床においてはカテゴリー概念だけでは考えにくいと思われます。脳の発達障害も臨床にはスペクトラム概念が有効です。

　自閉症スペクトラムの人にみられる臨床像は，互いに区別された定義的なカテゴリーよりも多面的な次元からなる概念のほうがフィットします。イエスかノーではなくて全体で考える。個別なニーズは，特定なカテゴリーに分類した診断，例えば自閉症，アスペルガーというよりも，異なった次元におけるレベルのプロフィールを把握すること，これがとても大事です。例えば，同じアスペルガーの子でも，手先が器用な子も不器用な子もいるわけです。その苦手をきちんと把握して，評価して支援を考えることです。

　カテゴリーと多次元をどう区別するかというと，カテゴリー診断というのは，子どもがどのカテゴリーに入るかを決定する。感染症を代表とした医学的モデルは，どれか 1 つであることが大切です。例えば肺炎の人が来たときに，結核なのかそうじゃないか。結核だったら薬を飲んで治療します。よく昔学生の頃に，TB（テーベー）か TB じゃないかを区別するにはとても難しい（to be or not to be をもじって TB or not TB と言って

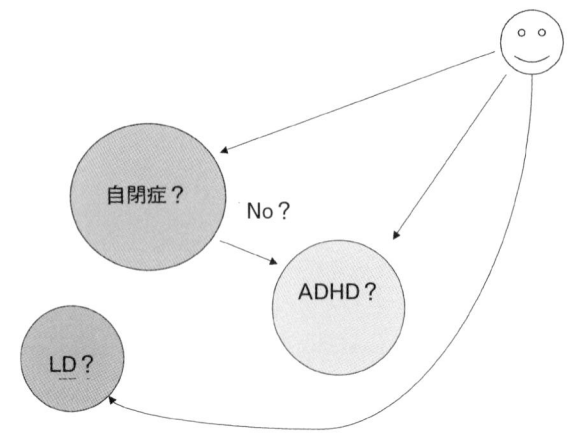

図 2-7 カテゴリー診断・評価

いた）といわれていたのですが，そういった or not か，ということを意識するのもカテゴリー概念です。実際に適切なカテゴリーに分類することが，治療選択を決定する。しかし，発達障害に関してはカテゴリー概念よりも多次元診断，多次元で評価して，必要な支援を考えるということも大切です。

　例えば DSM のカテゴリー診断でいくと，この人は DSM のカテゴリーで PDD とまず考えます。もしそうでなければ ADHD で考える，ADHD だったら ADHD と診断する。DSM だと，自閉症と ADHD を併記できないですから，どちらか1つに選ぶわけです。ウィングたちは，もし同じ自閉症の子に ADHD があれば自閉症プラス，ADHD と診断をするわけです。LD はなぜか併記が認められているので，LD があればチェックしていく。そういったふうに動いていくわけです。多次元診断だと ADHD があるかどうか，LD があるかどうか，自閉症スペクトラムがあるかどうか，そういうふうにそれぞれを見ていくわけです。それぞれが全部あれば，例えば ADHD プラス，LD プラス，自閉症スペクトラムと診断することもあるし，ADHD プラス，自閉症スペクトラムと診断することもあります（図 2-7, 8）。2013 年に発刊予定の DSM-5 では ADHD と ASD の併記が認められるようです。

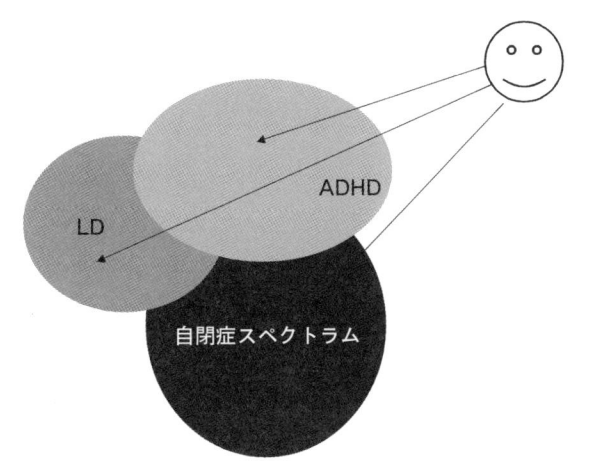

図 2-8　多次元診断・評価

4）診断のフォーミュレーション

　発達障害を診断するときの，診断フォーミュレーションについては，診断をどうやって下していくか，まず三つ組の障害があるかどうかを検討します。もし三つ組があれば自閉症スペクトラムだし，そうじゃなければ他の障害である。自閉症スペクトラムであると分かれば，社会性のタイプを調べる。孤立型なのか，積極奇異型なのか，受身型なのか。知的レベルはどうか。他の障害，他の発達障害，ADHDやそしてLDはどうか，身体障害，ダウン症とか，ヘルペス脳炎とかプラグーウィリー症候群とかそういった障害。あるいは精神障害，気分障害とか不安障害とか，そういった障害があるかどうか。同定可能な原因があるかどうか。ほとんどの場合原因は分からないです。分からないけれど，ごく稀には結節性硬化症とか，そういったものが原因であることが分かることがあります。さらに学校や家庭環境を見ていく必要があります（**表 2-14**）。

　そういう把握が，支援のための診断には不可欠です。実際に私たちは，どういうふうにしているかというと，自閉症としての診断を与えると，MRかどうかをみます。ADHDがあるかどうか，LDがあるかどうか。チックも多い症例なので，チックがあるかどうか。カタトニア，つまり行動停止，行動が止まってしまうカタトニアがあるかどうかを見る。抑うつ

表 2-14　発達障害の診断フォーミュレーション

- 三つ組みの障害は存在するか？
- 社会性のタイプは？
- 知的レベルや能力のプロフィールは？
- 他の障害：発達障害，身体障害，精神障害があるか？
- 同定可能な原因が存在するのか？
- 学校・家庭環境は？

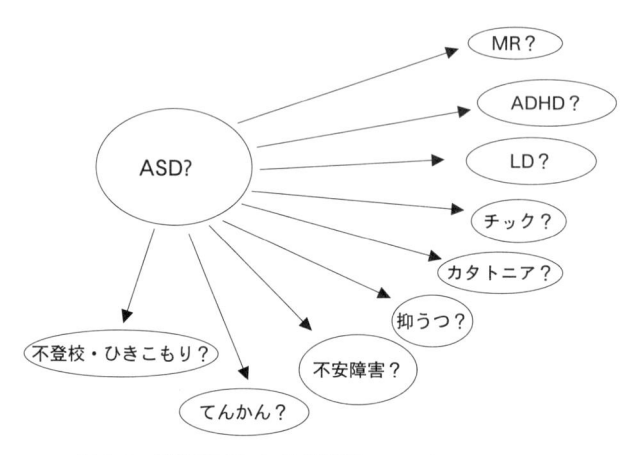

図 2-9　発達障害における診断フォーミュレーション

も非常に多い症状なので，抑うつがあるかどうか。不安障害があるかどうか。てんかんも多いので，てんかんがあるかどうか。不登校，ひきこもりがあるかどうか。こういうふうにそれぞれをチェックしていきます。自閉症と診断しました，はい終わりです，というわけにはいきません（図 2-9）。

5）自閉症の疫学

自閉症は非常に多い障害だと，今いわれています。ロッター（Lotter, V.）という英国の心理学者が，1966 年 45 年前に行った研究が，非常にいい研究でよく引用されました。1 万人に 4.5 人。これが長い時代，ゴールデンスタンダードでしたが，しかし現在は少なすぎると言われています。このロッターの研究を指導したのはウィングですが，ウィングが言うにはロッターは自閉症を当時よく知らなかった。1966 年ですから，カナー・アイゼンバーグの基準を適応したということです。そうすると今よりはずっ

と狭い。あるいは DSM よりもっと狭いし，ICD よりももっと狭い基準で診断したわけです。

　2006 年，ロンドンの心理学者，ベアード（Baird, G.）が，疫学調査をしました。それで ASD（自閉症スペクトラム）の人が何人かをチェックしました。1 万人中 116.1 人±2SD。これは 90.4〜104.18 ですから，多くとれば 1 万人中 130 人くらいになる。100 人に 1 人以上です。ウィングたちは，1980 年くらいから 100 人を超えるくらいだと言っていたのですが，当時は誰も信用しませんでした。しかし，だんだん新しいデータをとればとるほど増えてきて，2006 年に出たこのベアードの研究は非常に緻密な研究です。精度が高いと思います。1 万人中 116 人でした。さらに最近の研究では豊田市の Kawamura（2008）らは PDD 発生率 1.81 ％であるとし，しかも 52.9 ％が IQ85 以上でした。2011 年の韓国でのが Kim らの調査では PDD の発生率 2.64 ％であり日本で藤岡（2011）が今治市で行った調査では PDD 発生率が 2004 年生まれの児を 7 年追跡し（少なくとも）2.54 ％という結果がでています。これらが現在の疫学調査のスタンダードになっています。決して珍しくはないです。例えば，精神科を受診している人の中にはもっと多いわけです。

6）診　断

　私たちはどういう診断をするかというと，DSM/ICD からではなくてウィングの概念に沿って診断をします。ウィングの概念に沿って診断をすると，自閉症スペクトラムかそうではないかが重要です。ただ，典型的なアスペルガーの自閉症に近ければアスペルガーというし，カナーの自閉症に近ければ自閉症というし。どちらにも分類されなければ，どちらにも分類されない自閉症スペクトラムと診断します。無理にカナーとアスペルガーとに分けることはしない。自閉症スペクトラムと広汎性発達障害は概念が同じですかといわれれば，考え方が違いますということです。自閉症の概念は，あくまで三つ組の障害で決める。アスペルガーと自閉症との関係はまた別途お話します。

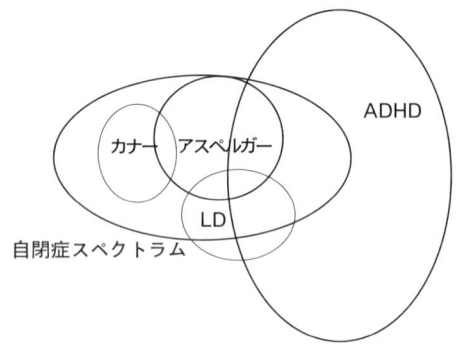

図2-10 自閉症スペクトラム，ADHD，LDの関係

表2-15 自閉症スペクトラムとADHDと学習障害の診断特性

- 自閉症スペクトラム
  社会性障害
  コミュニケーション障害
  イマジネーション障害

- ADHD
  不注意
  衝動性
  他動性（青年期以降は「落ち着きのなさ」）

- 学習障害
  特定の領域（読み，書くこと，計算すること）の苦手さ

7）ASD，ADHD，LDの診断特性

　他に合併するものとして注意しなければいけないのがADHDとLDです。ADHDは不注意，衝動，多動性があります。青年期では落ち着きのなさが，多くみられます。学習障害は，読み，書きの狭い部分での障害です。これもアスペルガー症候群ではよく合併します。実際に読み，書き計算の問題となると，学校の授業とかに大きな支障をきたしますから，支援を考える上でも常に注意しなければいけないということで，これをチェックすることが人切です。

　自閉症障害とADHDとLDの関係（図2-10）ですが，自閉症スペクトラムという，大きなスペクトラムがあって，その中にカナータイプとアスペルガータイプがあるのですが，ここに重なる部分がある。この重なる部

分をもうちょっと注意して欲しいのです。無理に分けない。さらに，LDも重なる部分があります。だから1人の子どもにその子は多動，衝動性があって，不注意があって，読み，書きに関係する問題もあって，なおかつ三つ組もあれば，1人のお子さんにアスペルガープラス，ADHDプラス，LDと診断することもあります。もちろんLDだけの子どももいるし，アスペルガーだけの子どももいます。ADHDとLDと自閉症スペクトラムは基本的な発達障害で，1人の子の中に同時にあることも決して珍しくないので，その3つはいつもセットとして注意深く，重複するなら重複診断をすることが必要だと思います（**表 2-15**）。

第3講 カナー型自閉症の診断

はじめに

　カナータイプは「古典的な」タイプの自閉症です。この「カナー型」という言葉を，ウィングたちは使っていますが，そういう言葉が嫌いな先生もいらっしゃいます。私たちのクリニックでは，カナータイプとかアスペルガータイプとか，カナーの自閉症に近いかアスペルガーの自閉症に近いかと区別するときに，かなり便利なのでよく使います。

　先に述べましたように，カナーとアイゼンバーグの基準の自閉症（表2-5参照）を，カナー型の自閉症と私たちは言っています。カナー自身は「情緒的接触の重度の欠如」と「複雑で反復的な決め事があり，変化に抵抗する」，この2つを最終的には一番大事な自閉症の基準だと言っています。

1. 広汎性発達障害

　DSM-IVの広汎性発達障害についてお話します（**表3-1**）。今のDSMはいろいろと問題はあるのですが，この大きなマニュアルはたしかに読むと勉強になることもたくさんあります。一応現在のスタンダードですので，これに沿って話をしていきます。広汎性発達障害は，発達のいくつかの面における重症で広範な障害によって特徴づけられます。相互的な対人関係障害，コミュニケーション能力の発達の偏りがあり，常同的な行動，限局

表 3-1　広汎性発達障害（DSM-IV）

発達のいくつかの面における重症で広汎な障害によって特徴づけられる：相互的な対人関係技能，コミュニケーション能力，または常同的な行動，興味，活動の存在。このような状態を定義する質的障害は，その者の発達水準および精神年齢に比して明らかに偏っている。

表 3-2　CARS の 15 項目

・人との関係	・味覚・臭覚・触覚反応とその使い方
・模倣	・恐れや不安
・情緒反応	・言語性コミュニケーション
・身体の使い方	・非言語性コミュニケーション
・物の扱い方	・活動水準
・変化への適応	・知的機能の水準とバランス
・視覚による反応	・全体的な印象
・聴覚による反応	

された興味，活動の存在があります。このような行動特徴は，その者の発達水準および精神年齢に比して明らかに偏っている。この解釈が難しいです。そうすると社会性かコミュニケーションの障害かあるいは限局された興味のどれかひとつあれば広汎性発達障害だと DSM-IV ではいっているように見えなくもありません。

2．CARS

　TEACCH プログラムで作っている CARS（The Childhood Autism Rating Scale）という自閉症評価尺度があります。表 3-2 にあるように 15 個の領域に子どもの特性が分かれていて，各領域それぞれにおいて正常が 1 点，重度の異常が 5 点とつけます。全部で 30 点以上の場合に自閉症の疑いが強い，といわれます。ここで面白いのは，ウィングの三つ組にピッタリとあてはまる項目は 3 つしかありません。人との関係，変化への抵抗とコミュニケーション。あとのところは模倣能力あるいは感覚的な敏感さとか，いろんな領域に分かれている。実際にいわゆるカナータイプの子をみていると，CARS の考え方というのはとても分かりやすくていいのです。こういうふうに 15 個の領域に分けて，各領域で 1 点から 4 点まで分類する方法もあります。

表 3-3 社会性（人との関係）の評価（CARS の場合）

1点	他者との関係に異常はない，子どもの行動は歴年齢相応
2点	軽度異常　子どもは大人の目をみることや大人を避けることがある，関わりを強要されるとイライラする，極端に恥ずかしがりのこともある。定型発達の子どものように大人には反応しない，あるいは同年齢の子どもよりも親に密着する。
3点	中度の異常　子どもは孤立している（大人の存在に気づかないように見える）ことがある。子どもの注意を引くには粘り強い，押しの強い関わりが必要なことがある。子どもからコンタクトが生じることは最小限しかない。
4点	重度の異常　子どもは一貫して孤立しているか大人の存在に気づかない。大人に反応しないし，自分から関わりを開始することもない。非常に強力に子どもの注意を引こうとしたときのみに，ある程度の反応がある。

　私は TEACCH に留学した時に CARS を勉強することで自閉症理解がグッと深まった気がします。自閉症を勉強する医師はぜひ CARS を勉強するべきです。

　ただ，この CARS はカナータイプの自閉症には使えますが，アスペルガータイプ・高機能の場合には非常に点数が低く出ます。アスペルガー症候群の子の場合，20〜23 点くらいに点数が出ることもあります。30 点以上が自閉症だという昔にできたスケールなので，これは今改定されていって，高機能の子でも使えるように変わりました。TEACCH でも，古典的なスケールだけでは高機能は評価できない，ということで変わってきています。

　CARS の例ですが，社会性の例をあげると 1 点から 4 点をつけます。

　1 点——正常です。他者との関係に異常はない。

　2 点——軽度の異常で，子どもは大人の目を見ることや大人を避けることがある。関わりを強要されるとイライラする。極端に恥ずかしがることもある。定型発達の子どものように大人には反応しない。あるいは同年齢の子どもよりも親に密着する，などがあげられます。

　3 点——中度の異常で，子どもの注意を引くには粘り強い，押しの強い関わりが必要なことがあります（**表 3-3**）。

　なぜここを例にあげたかというと，他者との関係を評価するときに，ただ子どもの様子を見ているだけでは関係を評価できないので，関わってみる必要があるのです。関わりのない子に対して，こっちが関わりを強要したときにスッと受け入れるのか，あるいは嫌がってギャーギャーいうのか。

この二つの区別が大切です。どちらも放っておいたら同じように関わらないんです。でも，関わってみたら受け入れる子と，関わってみたらすごく嫌がる子がいる。こちらの関わり方に対して，どういう反応をするのかとても評価の上では大事になってきます。刺激を与えてその反応をみる。子どもの自発する行動だけじゃなくて，刺激に対する反応をみるという視点が診断のためには大事です。

　私たちは診断のときに，音をたてます。あえてこうやってトントンと叩いて（机をたたく），こっちを向くかどうかを見る。あるいはおもちゃで一生懸命遊んでいるときに妨害してみる。妨害で一番単純なのはおもちゃを取り上げることです。そうするとすごく嫌がってこっちの顔をみる子もいるし，嫌がるけれど顔をみないで手だけを押さえる子もいる。全然嫌がらないで，なかったかのように別のことをし出す子もいる。子どもによって全然タイプが違います。全然嫌がらなければ，受身タイプ的です。孤立型の子は，ここで手だけ押さえたりします。こっちの顔を見る子は，そこそこ相手の意図というか，相手には主体があるということが分かっているわけで，重度の子は手だけ押さえて，こっちの顔を見ません。

　レーザーポインターも有効です。どういうふうに有効かというと，子どもがブロックで遊んでいるときに，ポインターでブロックを指してクルクル光を回します。すると全然気づかない子がいます。まるで全然なにごともないかのように，ずっと遊び続けます。音を立てていても全然気づかない子もいます。自分の注意の範囲がすごく狭くて，新しい妨害刺激に気がつかない。中にはポインターをクルクル回すと，この光を押えようとする子もいます。もうちょっとレベルの高い子は，こちらを向いて，何やっているの先生，という感じで見ます。そういう子は，そこそこ発達しています。もちろん自閉症でこちらを見る子はたくさんいるのだけれども，本当に重度の子は何やっているの先生，という感じで見ません。

3．自閉性障害（DSM-IV-TR）

　DSM-IV-TRの自閉性障害の定義は，表3-4のように対人的相互関係などの質的障害です。量的じゃなくて，質的な障害になっているということ

表3-4 自閉性障害

対人相互反応における質的障害
コミュニケーションにおける質的障害
行動，興味および活動の限定された反復的常同的な様式
3歳以前に始まる，以下の領域の少なくとも1つにおける機能の遅れまたは異常：（1）対人的相互反応，（2）対人的コミュニケーションに用いられる言語，または（3）象徴的または想像的遊び
レット障害または小児期崩壊性障害ではうまく説明されない

　がポイントです。何が質的で何が量的なのか，なかなか微妙なところもあるのですが，基本的にはDSM-IV-TRでは対人相互関係とコミュニケーションの障害，行動，興味の範囲が狭いことの3領域で定義されます。DSMの自閉性障害とアスペルガー障害を分ける大事な要素のひとつが，自閉性障害では3歳以前に対人的相互関係や，対人的コミュニケーション，象徴的・想像的な遊びの遅れや偏りがあるということです。

　私たちが自閉症スペクトラムと診断をつける場合に3歳以前に障害がないということはほとんどない。ないというか，なければちょっと自閉症スペクトラムと診断つけることを躊躇します。問題は聞き方です。よく学会に出ていると，この子は1歳で始語があって，2歳で二語文があったから言語発達とコミュニケーションには異常がないと平気で言っている方がたくさんいます。専門家が書いた本でも2歳までにしゃべったから自閉症ではないとか書いてあったりします。それは大きな間違いで，しゃべった，しゃべらないかではなく，大切なのは質的な問題です。ですから本当に1歳で始語があって2歳で二語文をしゃべっていても，単語が100あってもどんな方法でしゃべるのですかとお母さんに聞かないと分からない。「パパ会社」，「ぼく幼稚園」とか，いつもと同じパターンだったり。100語ってどんな言葉ですかと聞くと，「うーん，ワンワンとねんねと，それくらいあると思います，ワンワンとあとなんだっけ」と答えられます。するとお父さんが引き継いで，「あと90くらいは主に電機メーカーです。カシオ，パナソニック，ソニーでしょ」と。これは明らかに偏っていて，100あっても正常とは言えないわけです。

4. 社会性 (DSM-IV-TR)

1) 多彩な非言語行動の使用の著名な障害

　DSMでは社会性の問題をどういうふうに定義しているかというと，**表3-5**のとおり，目と目で見つめあう，顔の表情，体の姿勢，身振り，対人的相互反応を調節する多彩な非言語行動の使用の著明な障害とあります。中身を見ると，まずアイコンタクトと書いてあります。赤ちゃんに物をあげると生後9カ月で，相手の顔も見る。表情の変化の乏しさ，姿勢の不自然さ，身振りの乏しさ，相手の存在の意識。これをよく読むと，コミュニケーションのことがかなり入っています。身振りなどはコミュニケーションです，顔の表情もコミュニケーションがある要素が大きいですし，そういう意味ではコミュニケーションと社会性が，あまりちゃんと区別ができません。実際には厳密に区別ができないので，こういうふうな記述になるのでしょう。

2) 仲間関係

　仲間関係はたしかに社会性と考えていいのでしょうけれど，発達の水準に相応した仲間関係をつくることの失敗，これは年齢により，異なった形をとります。若年の者ほど交友関係を築くことに関心をほとんど，あるいはまったく示さない可能性がある。これはそのとおりで，先ほどのカナーの記述にもあったように，典型的な自閉症の子でも2～3歳の子ではまったく関心がなくても，4～5歳になってくると，何らかの対人関心を示すことがあります。年長者では交友関係に関心を示すけれど，対人的な相互反応における決まりを理解できないかもしれません。これは曖昧な書き方をしていますが，要するに対人関係上での暗黙のルールがありますね，例えば人の秘密は話さないとか，人の悪口は面と向かってじゃなく陰でいうとか。自閉症の子は陰じゃなくて，面と向かっていったりします。

　私たちがこういうアイテムの診断をしていくときに，もちろんアイテムによってチェックされない欄があるのですが，少なくともわれわれが自閉症スペクトラムと診断するときに，ここにチェックが入らない子はほとん

表 3-5　社会性（DSM-IV-TR）

(a) 目と目で見つめあう，顔の表情，体の姿勢，身振りなど，対人的相互反応を調節する多彩な非言語行動の使用の著明な障害。
　　―アイコンタクト
　　　・物を上げると生後 9 カ月で，相手の顔もみる。
　　―表情の変化の乏しさ
　　―姿勢の不自然さ
　　―身振りの乏しさ
　　―相手の存在の意識

(b) 発達の水準に相応した仲間関係を作ることの失敗。
　　―これは年齢により異なった形をとる。若年の者ほど，交友関係を築くことに関心をほとんど，あるいはまったく示さない可能性がある。
　　―年長者では交友関係に関心を示すが対人的相互反応におけるきまりを理解できないかもしれない。

(c) 楽しみ，興味，成し遂げたものを他人と共有すること。
　　―例：興味のあるものを見せる，もって来る，指さす）を自発的に求めることの欠如。
　　―欠如とはゼロではない。

(d) 対人的または情緒相互性の欠如。
　　―対人的な単純な遊びやゲームに積極的に参加するよりは一人遊びを好んだり，他者を単なる道具あるいは"機械的"補助として活動に加えたりする。

・（自分の同胞も含めて）他の子どもの存在を忘れがちであり，他者の欲求という概念がなく，他の人の苦痛に気づかないかもしれない。

どいません。たぶんゼロだと思います。つまり発達の末にそうした仲間関係を作ることに成功していれば，たいていの場合自閉症ではないし，アスペルガーでもないということです。例えば，物の取り合いで，先に取ったほうが勝ちということは，幼児期からだいたい分かります。同年代の子どもへの興味は大体 1 歳前にもあります。1 歳になれば，ある程度子ども同士の物の取り合いのルールは分かってきます。これは診察室では判断はできません。

　例えばドクターと子どもが話し合っている。「ぼくどこの学校にいっているの？」とか，「好きなもの何？」と聞いて，ちゃんと返事をしてくれた。だから社会性の関係の障害がないとは言えない。同年代の子どもとの関係を見なければいけないので，間接情報に頼らざるを得ないと思います。もちろん，診察室では明らかに社会性障害がある，こっちの顔を見ないと

か，存在を全然意識していないとか，それは社会的障害が有りでいいのです。しかしこっちの存在も意識しているし受け答えもする，だから社会性障害がないと思ってはいけない。そういう場合には，園や学校の様子を聞かなければならない。

3）他人との共有

自分の興味，関心のあることを他人と共有すること，興味のあるものを持っていく，持ってくることの欠如。欠如だとゼロだと思う人がいると思いますが，これは乏しいという意味です。足りないということで，年齢水準までいっていないということです。例えば100点とったときや，工作を作って上手にできたといってお母さんに見せに来ない。先生にできたと見せに来ない。そういう子がここにチェックされます。ただ，自閉症スペクトラムでも，2〜3歳くらいまではあまり共有しない子どもが，4〜5歳過ぎてくると共有する子が多くなります。ここがチェックされないこともあります。

夏休み明けだと，自閉症スペクトラムの子どもでも夏休みに行った所の写真を膨大に持ってきて見せたがる子がたくさんいます。自分の関心のあることなどを。沖縄に行ったといって，沖縄の写真をいっぱい持ってきて，大きな束にして自分でプリントして持ってくるのですが，沖縄楽しかったよっていって100枚くらいの写真を持ってきて，それが全部道路標識の写真なのです。どこが沖縄なのかと思うのですが，本人は一生懸命興味関心を共有しようとしているのです。さすがにこっちも飽きてきて，10枚目くらいになってきて関心を示さなくなってくると敏感に察知して，「先生もしかして面白くないんですか？」と聞きます。面白くないとは言えないから，うーんとか言うと，「面白くないわけないですよね，あと90枚あるからがんばりましょう」とか言って。いろんな子どもがいます。

4）情緒相互性

対人的または情緒相互性の欠如。対人的なゲームに積極的に参加するよりは，一人遊びを好みます。あるいは他者を単なる道具あるいは，機械的な補助として活動に加えたりする。だから自分の思うように動いてもらう

ために，参加させる。例えば三角ベースをするときに，とにかくピッチャーが必要だから一緒にやろう。お前はただずっと投げていればいい，俺は打つみたいな子もいる。ごっこ遊びをするときに，もう自分でシナリオを作っていて，はい，あんたは赤ちゃんの役，ボクはお父さんの役だから抱っこしてあげるよ。抱っこしてあげるから嬉しいって来なさい，とか。全部シナリオを決めている。そういうのは，情緒相互性のある遊びとはいえません。

　自分の同胞も含めて，家族も含めて他の子どもの存在を忘れがち。他者の欲求という概念がなく，他の人の苦痛に気づかないかもしれません。他の人もたまには痛いことがあるということを考えない子もいます。やはりそういう意味では，相互的な対人関係がとり辛いといえます。結果的に自己中心的な行動をとってしまうので，その結果他の子どもが離れていってしまうことになります。

5. コミュニケーション（表3-6）

a) 話し言葉の発達の遅れ，または完全な欠如

　身振りや手振りのような代わりの意思伝達の仕方により補おうという努力を伴わない。もちろん言葉の遅れが明らか，あるいは全くしゃべらない，また理解してもしゃべらないということであればここは該当します。括弧内は，例えば難聴の子どもでも言葉の遅れがありますが，一生懸命身振りをします。知的障害の子どもも身振りをします。そういった子どもと区別をするのに身振りで補わないということがあるかもしれません。

b) 十分会話のある者では，他人と会話を開始し継続する能力の著明な障害

　これは一方的にしゃべるタイプの子どもがあてはまりやすいかもしれません。音程，抑揚，早さ，リズム，あるいはアクセントの異常があるかもしれません。非常に音程が変だったり，抑揚が変だったり。声の調子が単調で，状況に不適切，語尾上がりなどがあります。語尾上がりというのはわりと重度の子にも多いのですが，比較的高機能の子どもでずっと語尾が

上がる，全部疑問文ではないのに，語尾が上がっていることがあります。そうするとやはり会話が不自然なので，いわゆるグループの会話にはちょっと入っていけない。あるいは入っていっても，いつの間にか抜けている。ただいるだけで，会話には参加しないということになります。

c）常同的で反復的な言葉の使用，または特殊な言語

文法的構造はしばしば未熟で，同じフレーズを繰り返したり，同じ言葉を繰り返す。あるいは，「行ってらっしゃい」というと「行ってらっしゃい」と言ってしまい，オウム返しになってしまう。文法構造の未熟さは，例えば視点によって違う言葉。「ここ」とか，「そこ」で混乱する。あるいは「あげる」，「もらう」，「くる」等，視点でちがう言葉で混乱することがあります。私もよく英語を使うときに，That's fine. なのか This is fine. なのかよく分からなかったりします。やはり英語圏の自閉症の子どもも混乱するみたいですね，that と this とか，here と there とか。擬声音やCMの反復，これも多くみられます。駅のアナウンスの反復をする子もいますね。個人に特有な言語，自分の言葉を作ってしまう。相手に全然通じないような言葉を作ったりします。例えば，本当に意味のないシンビョウニチみたいな，聞いたことのない言葉を使う子どももいます。何となく意味は分かるけれども，自分なりに作ってしまう。ヘアドライヤーの代わりに，ヘアーブロウだとか。たしかにヘアーをブロウしますから意味はわかります。ペットボトルをボトルペットと逆に言ったり。私の見ている子どもで，東西南北を自分の住んでいるところを基準に言う子がいます。横浜はクリニックから見たら南ですが，彼にとって北は横浜になります。

「今度北のほうに，北海道に行ってきました。横浜方向です」というふうに。北海道は横浜方向ではないのですが，そういうふうに自分なりに言葉を作ったりします。

d）発達水準に相応した，変化に富んだ自発的なごっこ遊びや社会性を持った物まね遊びの欠如

これは，本当はイマジネーションの領域です。しかしDSMではコミュニケーションに入っていて，非常におかしいと思います。しかももっとお

かしいのは，DSMでのアスペルガー障害の基準には，コミュニケーションのことが抜けています。アスペルガー障害の大きな特徴は，イマジネーションが乏しいことですから。それがコミュニケーションのほうに入るということは，アスペルガーではイマジネーション障害がないことになります。ないと，読むととても変なんです。しかしDSMではこうなっています。ICDでもそうです。大事なことは，「変化に富んだ自発的なごっこ遊び」です（表3-6）。単なる反復的なごっこ遊びや，自発的なごっこ遊びは自閉症の子どもでもしますし，あるいはアスペルガーの子どももします。大事なことは，自発的でかつ変化に富んでいること。それがイマジネーションなのです。DSMのほうの解説を読むと，想像遊びはないことが多いが，あっても著明に障害される。著明に障害というのは自発的でなかったりまったくなかったりということです。

場面再現的な物まね遊びは，自閉症圏の子どもでも非常にたくさんします。仮面ライダーになりきっているとか，ウィングの症例でも，バットマンになりきって飛び降りてケガをした子もいます。場面再現的ななりきり遊びは，本来豊かなイマジネーションを表していないということです。幼児期または小児期早期の単純な物まね遊びを行わないか，あるいはそれを状況に合わない形，あるいは機械的なやり方でする傾向があります。これはDSM–IV–TRの解説に書いてあります。単純な物真似遊びが，1〜2歳で出現しない。例えばテレビ場面の再現。あるいは幼稚園で先生が言ったことの再現などです。

幼稚園ではげんこつ山などの手遊びをよくしますね。そういった手遊びとかを家に帰って場面再現的に遊んでいる子どもはとても多く見られます。お母さんに，「お子さんはごっこ遊びをしますか？」と聞くと，「ああ，ごっこ遊び大好きです。家でげんこつ山をやっています」。

それはお母さんから見たらごっこ遊びだと思うけれど，私たちからみるとそれは模倣遊びであって，イマジネーションの力が何も関与していません。したがって，それはお母さんがごっこ遊びだと言っていても，実はごっこ遊びをしていないとチェックしなければなりません。

表3-6に「言語理解はしばしば非常に遅れ，単純な質問や指示を理解できないかもしれない」とあります。これも時間があればやってみてほしい

表 3-6　コミュニケーション（DSM-Ⅳ-TR）

(a) 話し言葉の発達の遅れまたは完全な欠如（身振りや物まねのような代わりの意志伝達の仕方により補おうという努力を伴わない）
(b) 十分会話のある者では，他人と会話を開始し継続する能力の著明な障害
　　―音程，抑揚，早さ，リズム，あるいはアクセントの異常があるかもしれない
　　―声の調子が単調，状況に不適切，語尾上がり
(c) 常同的で反復的な言語の使用または独特な言語
　　―文法的構造はしばしば未熟で言語の常同的ないし反復的な使用
　　―無意味な単語や句の繰り返し
　　―擬声音やCMの反復
　　―個人に特有な言葉
(d) 発達水準に相応した，変化に富んだ自発的なごっこ遊びや社会性を持った物まね遊びの欠如
　　―想像遊びはないことが多いが，あっても著明に障害される
　　―幼児期または小児期早期の単純な物まね遊びや，それらの慣習をおこなわないか，あるいは，それを状況に合わない形，あるいは，それを状況に合わない形，あるいは機械的なやり方でする傾向がある

・言語理解はしばしば非常に遅れ，単純な質問や指示を理解できないかもしれない。
・言語の社会的使用の障害は単語と身振りを統合できないことや，ユーモアを理解したり皮肉や暗示された意味のような言葉の文字以外の側面を理解したりすることができないことによってしばしば明らかになる。

と思います。例えばブロックと箱を準備して，「ブロックをこの箱の中に入れて，箱を横にして頂戴」と2～3つの指示をいっぺんに言います。そうすると最初の1つしかできないとか，それが6歳以上だったら，かなり言語理解が遅れています。試すことができれば試していただきたいと思います。お母さんに聞くと，子どもは家庭で慣れていますから，家でパターンになっていることは確かにできるんです。例えば学校に行くときに，2階に行って帽子と手袋を持ってきなさいと言うと，取ってこれる。「だから帽子と手袋の2つの指示が分かりますよ，理解できますよ」とおっしゃいますがそれは間違いかもしれません。それは文脈をもとに判断しているかもしれませんから，文脈と無関係なことがちゃんと理解できているかどうかをチェックしなければいけない。

また，表 3-6にある「言語の社会的使用の障害は単語と身振りを統合できないことや，ユーモアを理解したり皮肉や暗示された意味のような言葉，

言葉の文字以外の側面を理解したりすることができない。」ユーモアの理解とか皮肉とかほのめかしを，こういったことがどこまで分かっているのかチェックしなければいけないということです。DSMの自閉症の診断基準は，よく読むと広い範囲でとってあります。TRを読むと詳細に解説されていますから，分厚い本のほうをお勧めします。

6．限定された興味・活動，常同的行動

a）強度または対象において異常なほど，常同的で限定された型の1つまたはいくつかの興味だけに熱中すること。

　1つの狭い興味に，例えば日付や，電話番号だとかラジオ局のコール名などに熱中する。例が古く，今はラジオ局のコール名に拘る子はほとんどいません。電車の時刻表や，ポケモンの種類とか進化の過程とか，そういうものを暗記している。アニメ系オタク系の暗記が得意な子もいます。

　おもちゃを同じやり方で何度も繰り返し並べる。これもミニカーを並べたがる子はたくさんいますね。繰り返しテレビ俳優の真似をする，真似っこ遊びをする子もとても多いです。

　「小さな変化に抵抗」，家具の配置などを変えるとか，食べ物もメーカーを変えると駄目だという子がいます。A社のカレーから，B社のカレーに変えたら駄目だという子や，なぜか○○牛乳しか飲まないとか，よくいます。

b）特定の機能的でない習慣や儀式にかたくなにこだわるのが明らかである。

　例えば，朝起きたら，ベッドのまわりを3回まわるとか，学校に着いたらトイレのドアがしまっているかどうか，あけて確認する。また特定のバス会社のバスじゃないと乗らないとかいったことです。

c）常同的で反復的な衒奇的運動

　例えば手や指をパタパタさせたり，ねじ曲げる，または複雑な全身の動き。多いのはロッキングといって体を揺らす常動運動です。前後にロッキ

ングする人もいるし，左右にロッキングする人もいます。他には拍手，ずっと手を叩いている人もいるし，手をひらひらさせる人もいます。幼児期に多いのは，つま先歩きです。つま先歩きをしたかどうか，スピンニングしたか（クルクル回ること）。クルクル回っても，あまり目は回りません。遊園地にあるコーヒーカップなどでクルクル回るのが好きだったという子がたくさんいます。大人になっても実は続いていて，独りの部屋ではクルクル回っているという人もいます。やはり思春期になってくると恥ずかしいと分かるので，人前ではしないけれど気分転換にクルクル回る子が高機能自閉症にも多く見られます。かならずしも，カナータイプだけではありません。

d) 物体の一部に持続的に熱中する。

ボタンや体の一部に熱中してしまいます。いつもボタンを持ち歩くとか，あるいはクルクル回っているものや，換気扇などに熱中する場合が多くみられます。また，ドアの開け閉めをずっと見ていたり，エレベーターの開け閉めが好きな子もいます。学校に行く途中で新しいビルができると――新しいビルができるということは新しいエレベーターがあるわけで――それを見なきゃ気が済まなくてしょっちゅう工事現場に，エレベーターを見に行こうと思ってトラブる人もいます。生命のない物体，紐や輪ゴムなどへの強い愛着。これはゴムや紐をクルクル回すとか，同じところをパチン，パチンと弾いているとか，普通だと関心は示さない物に強い関心を示すということなどをさしています。

○Aさん

次は重度の人です。この人は，3歳でしゃべらないということで受診をしました。MRIや脳波，聴力とか一般的な検査をして全部正常でした。そのうち話すだろうと言われたといっています。重度の知的障害を伴う自閉症ではなかなか話すのは難しいだろうと思われます。もう大人ですが，私は5歳くらいからみていましたが，ほとんど知的な意味では変化がありません。次にビデオを見てみましょう。

（ビデオを見ながら）彼は今，型紙をやっているのですが，大小の意識があまりなくて，ただ上に置いたという感じです。何とか形を意識させようと思ってがんばらせているのですが，あまり形が認識できない。これを見たら，興奮しだした。イライラして自分の頭を叩いたり，指示とは異なることをやっています。今大きいのを頂戴といっていますけれど……。

（ビデオ音声）
Ａ：大きいのをちょうだい。
Ａ：じゃあ，小さいのをちょうだい。
（Ａさんはどうしたらいいのか分からない。）
Ａ：じゃあ大きいのちょうだい。大きいの。……はい，……。

　こちらの存在は人としてはそんなに意識していない。例えばテスターが急にいなくなっても，ぜんぜん普通のまま座っています。ときどき私は急にいなくなったりして反応をみたりするのですが，そのときに変だなとこっちのあとをついて来たりしたら，対人関心があるんでしょうけれど，この人はそういうことはありません。箱に入れることが課題ですが，なかなか困難です。全般に反応に乏しい。
　こういう人は，知的な遅れがあるのは明らかですが，実際にはその知的な遅れだけが問題ではなくて，朝シャンプーしなければいけないとか，これを食べなければいけないとか，いろいろ細かいこだわりが家庭ではたくさんあります。その他，対人意識が非常に乏しいし，物への関わりも乏しい。私は重度の知的障害を伴う自閉症と診断しました。そういうふうに診断されたのは，実際には私がみてからで，それまではMR（精神遅滞）と言われていて自閉症とは言われたことがなかったそうです。

7．発達経過

　これもDSM-IV-TRの自閉症のほうの記述なのです（**表3-7**）。3歳以前に始まる対人的相互作用，あるいはコミュニケーション，あるいはイマジネーションの障害です。ほとんどの場合たしかに正常な発達をした期間

表 3-7　発達経過（DSM-IV-TR）

> B．3歳以前に始まる，以下の領域の少なくとも1つにおける機能の遅れまたは異常：（1）対人的相互作用，（2）対人的意志伝達に用いられる言語，または（3）象徴的または想像的遊び
> ―ほとんどの場合，たしかに正常な発達をした期間はないが，おそらく20％の症例では，1年間ないし2年間は比較的正常な発達が見られたと親は報告する。そのような症例は，子どもはいくつかの単語を覚え，その後それを失ったか発達が停滞したようだと親は報告するかもしれない。

はありません。「おそらく20パーセントの症例では，1年間ないし2年間は比較的正常な発達が見られたと親は報告する。そのような症例は，子どもはいくつかの単語を覚え，その後それを失ったか発達が停滞したようだと親は報告をするかもしれない。」

　この部分がDSMのほうの記述はちょっと問題があるのではないかなと思うのですが，聞き方が，ただ発達的な問題があったか，なかったかと聞くと，この20パーセントに限らず多くの親は，比較的高機能の親はなかったと答えます。聞き方によって，パーセントはずいぶん変わると思います。ほとんどの子どもはたしかに正常に発達した期間がない，ここはこれが正しいと思います。実際によく聞いていくと，ほとんどの場合に2歳以前に何らかの発達の過程で遅れがあるということは，カナータイプでもアスペルガータイプでも同じと私は考えています。

8．除外障害

　レット障害または小児崩壊性障害はうまく説明されない。DSMの基準は基本的にはアイテム診断で，何項目つけばという診断ですから。今の診断基準だと第1項目の社会性の部分から2つ以上。2番目のコミュニケーションの部分から1つ以上，最後のこだわりから1つ以上。全部合わせて6つ以上あれば自閉症性障害としましょうという，非常に機械的な診断です。自閉症で考えるとDSM全体もそうなのですが，実際にはあまりアイテムの数が多いか少ないかでこだわるよりも，臨床的に三つ組があるかないかをチェックしていくということのほうが，正しいのではないか，正しい結論になるのではないかと思います。

9．社会性の3タイプ

　これから社会性の障害の3タイプについて，説明していきたいと思います。最初にお話したように，1979年のウィングとグールドの論文で三つ組と同時に，社会性の3タイプが発見されたわけです。社会性の3タイプというのはどういうタイプかというと，孤立型，受身型，積極奇異型です。AloofとPassiveとActive-but-oddの社会性のタイプ。これが臨床的に，重要です。

1）孤立型
　Aloof Group，いわゆる孤立型の特徴は何かというと，社会的コンタクトを避ける。要するに積極的に避けるというのです。他の人と密接に接触すると焦燥感を持ちやすい。接触されることで，イライラしてしまう。不安になる，あるいは不安がる。自分にとって必要のない身体的，社会性接触を避けることが多い。短時間なら身体接触を喜ぶ。ここもちょっと微妙です。短時間というのはどういうことかというと，こちょこちょ遊びとか，タカイタカイとか，体を使うような遊びは喜ぶことがあります。だから，そういう社会的接触でなければだいじょうぶなんです。こちらは，たかいたかいで遊ぶ子は社会的接触を楽しんでいる子だと思っていますが，子どもにしてみれば単に加速度刺激が面白いのかもしれません。本当に社会的接触を楽しんでいれば，別にたかいたかいを喜んでもいいのですが，自閉症の子が遊んでいるところを見ていると，大抵の場合はそうではありません。

　自分に欲求があれば，例えば，お腹が空いたから食べ物が欲しいとか，あるいはトイレに連れて行って欲しい，何かの情報を知りたい，そういった自分にとっての欲求を満たすためであれば他者に接近する場合もあります。ただ，そのへんは一方的ですから，満足したら振り返ることもなくパッと向こうに行ってしまいます。診察室でバイバイをしても，クリニックから帰る時にバイバイしないで帰ってしまう子どもがたくさんいます。自分の欲求が満足されれば，それで済んでしまう。ということは，関心は物と

か情報にあって，人にはありません。アイコンタクトを避けるけれども，ただチラッと見てみる自閉症の子どもは結構います。また，ケースによっては本当に長時間，相手がどぎまぎするほど見ているということもあります。

　基本的に社会的な3タイプは，同年代と他者との交流で見るわけです。親が積極的に関わると喜んで，自分から親に寄っていくことがあります。あくまで社会性というのは，いつも同年代と他者との関係をみていくことが大事なんです。診察室で，向こうから寄ってきて「抱っこ」とか言ったりする。それで，社会的関心があるというふうに判断してはいけない。発達初期には，1歳くらいまでに，標準のアタッチメント行動は，あまりみられません。

　こういう孤立型の子というのは，カナータイプのことが多いです。言葉があっても，エコラリアとか新作言語などが目立ちます。孤立型の子はイマジネーションの発達が極めて乏しい。だからごっこ遊びとか，見立て遊びはほとんどしません。遊びは物の操作，つまり物を並べる，パズルを組み立てる，はめ板をするなどです。また，クルクル回るものを見るといったことや，反復的行動はいろいろありますが，単純，あるいは常同運動です。体の運動で，クルクル回るとか。子どもによっては，例えば頭を3回叩けば肩を1回叩くみたいな，特異的な行動をします。単純な感覚刺激や物並べ，就眠儀式，寝る前にベッドの周りを3回まわるとか，11時になったら水を飲むとか。そういったこだわりが強いことがあります。

　発達早期には，つま先歩きをすることがあります。このつま先歩きは小さい頃にみられ，大きくなると消えることがあります。歩き方がぎこちなかったり，チックみたいな急激な動きがある。思春期になると，姿勢のぎこちなさがむしろ目立ってきます。猫背になったりもします。感覚刺激に対する，異常な反応もよく見られます。過敏だったり，鈍感だったり。社会的な場面で不適切なふるまいをします。かんしゃくとか，乱暴行動が出現する場合もあります。指示や社会的ルールを理解していない。言葉のあるものでは，大声で不適切な発言を家庭内外でする。ウィングの症例に，自分は生理だと不適切なことを大きな声で言う女の子の例があります。心理テストではいわゆる典型的なカナーのパターンが多い。視覚的な，例え

ば積み木で作る模様は得意だけれど，言語性のスキルは非常に低い。キャンバーウェル研究では，孤立型の78パーセントが言語性IQ50以下で，重度の子どもに多い。少数ですが比較的高いIQの子どもがいます。時刻表を覚えたりそんな子どもです。Autistic savant，自閉的天才児と昔いいましたけれど，サヴァン症候群といいます。サヴァン症候群の多くが自閉症だと思います。

　重度，最重度知的障害を合併する場合は，他者への無関心が成人期まで続きます。先ほどのAさん，重度の青年は典型的な孤立型です。言われたことは多少しますが，基本的には人に無関心です。彼は今施設で暮らしているのですが，誰にも関わらないしずっと1人でボーっと座っています。これは典型的な孤立型ですね。小さいときに知的に高い場合は，大きくなってからアスペルガーに変わることもあります。ずっと孤立型というわけではなくて，学童期くらいに受身型になって中には積極的に変わるということもあるし，孤立型のままで自立し，良好な適応を示して成人になる場合もあります。DSM-IVを適用すると自閉性障害，PDD-NOSあるいは，childhood disintegrative disorderのことが多い。多くはないですが，アスペルガーということもありえます。これがaloof，孤立型です。

2）受身型

　次がPassiveタイプ，受身型です（**表3-8**）。受身型というのは問題行動が少ない，受身ですから目立たないのです。乳幼児健診がちゃんとしているところはいいのですが，健診であまり自閉症を意識していない所は，幼児期には診断がつかないことが結構あります。

　他者への無関心や奇妙な問題行動よりも，自発的な社会的行動を示さないこと，非言語性コミュニケーションによる貧困さが，主要な兆候であると，ここが大事なところです。自発的な社会的行動を示さないと，一言でまとめられていますが，ただ，少し関われば社会的行動に関わります。自分が必要と思うとき以外は，自発的な社会性は示さない。これも孤立型と同じです。孤立型と違うのは，他者からのアプローチには抵抗なく，ときには少なくとも表面的には抵抗なく従うのですが，この少なくとも表面的にはというのは，ウィング先生もおっしゃっていますが，受身型の子は嫌

表 3-8　受身型　まとめ

- 年少では診断されないことがある。
- 他者への無関心や奇妙な行動・問題行動よりも自発的な社会的交流を示さないことと非言語的コミュニケーションの貧困さが主要な兆候。
- 自分の必要を満たすとき以外は自発的な社会的接近をしない。
- 他者からのアプローチは抵抗なく，時には少なくとも表面的には喜んで受け入れる。
- 他者がリードするようなゲームには受身的に参加する。ママゴトなどでは父母の役より赤ちゃん役のような受身的な役割をとる。
- 他者の行動を模倣できるが，必ずしも意味を完全に理解しているわけではない。
- アイコンタクトは乏しいことが多い。

- 話し言葉の発達は孤立型よりも良好なことが多い。
- イントネーションの乏しさ。
- 喜びを他者と共有することが乏しい。
- 語彙が豊富だったり文法も正確なことがある。ただし，談話の内容はほとんどが反復的で自己の狭い関心の範囲に留まっている。
- 微妙な言葉のあやに関する冗談をほとんど理解しないが，ドタバタ系のユーモアは解するし，子どもっぽい単純な言葉あそびを喜ぶ。
- 非言語性コミュニケーションの理解や使用は孤立型と同様に障害されている。

- 想像力を要する遊びは皆無か他の子どもの遊びを単純に模倣。
  ―例）人形を風呂に入れたり，ミルクを人形に与える。
  ―遊び方は自発的ではなく，創造工夫が見られず，反復的で内容も発展性がない。エコプラキシアがみられることもある。
- 反復的ルーチンがみられるが，孤立型と比較すると制止されても抵抗することはない。
- 物を入念に扱うような反復行動がみられることもある。より知的に高い場合にはルーチンは内容を完全には理解しないまま特定の事柄に関した膨大な機械的記憶を要するような限局された興味関心のあり方を示す。
- テレビのキャラクターの行動を模倣する子どももいる。内容はほとんど理解していなくても驚異的な正確さで長大なシナリオを暗記していることが多い。このような行為は「見立て遊び」と誤解される，しかし注意深く観察すれば遊びかたは一人遊びで独創性はなく，反復的であることがわかる。

- 常同運動や感覚刺激への偏った反応などの孤立型にみられる特性は受身型でもみられる。このような特性は幼児期後期になると目立たなくなったり消失することが多い。
- 粗大な協調運動が苦手なこともある。
- 受身型の子どもは他のタイプと比べて行動問題がなく，指導しやすいことが多い。
- 孤立型よりは知的に高いことが多く，平均的あるいは平均以上の能力を示すこともある。
- 言語性能力よりも視覚・運動系の能力が高いことが多い。
  ―言語性テストで高い能力を発揮する場合もある。
- 特定の領域で非常に高い能力を示したり，autistic savant に該当することもある。

- 成人期の予後は一般的に孤立型よりも良好。
- 児童期後期までに積極・奇異型に変わる場合もある。
- 児童期には行動問題が目立たない場合でも，特に思春期に至り，ストレス状況で深刻な問題行動が生じることがある。
  ―問題行動は重度で長期間継続することもある。
- カタトニア特性が顕在化することがある。
- DSM–Ⅳでは autistic disorder, PDD–NOS, asperger`s disorder に相当する。Childhood disintegrative disorde に該当することは少ない。

(Wing, 2005)

がらないというか嫌がれないのです。ノーとはなかなか言えない。友達が遊ぼうと言ってくる，あるいは先生が一緒に遊ぼうと言ってくると，ついニコニコしてしまう。喜んでいると思われているけれど，実は面白くない，実は辛いんだと，そういったことを大きくなってから振り返る人が時々います。ニコニコして嬉しそうにしているので，あまりつらく見えないということもあります。

何年か前，『光とともに』というテレビドラマがありましたが，私が監修したのですが，光君のお母さんの友達の子どもで，女の子の自閉症の子どもがいて，いつもニコニコしていて，言われたことは何でもする，あれが典型的な受身のタイプです。あれを視た視聴者から，「この女の子は絶対自閉症じゃない」「何でこの子が自閉症なんだ」という投書が来たのですが，ああいう自閉症の子もたくさんいます。他者がリードするゲーム，行動が決まっていてこうしようと学校でやるゲームみたいなものは受け入れられる。ただ，ままごとになると，赤ちゃん役，何かされる側になります。仕切る側ではない。模倣は結構上手ですから受身的な子もごっこ遊びするし，そこそこ集団で活動できたりする。ただ，パターンは分かるけれど理解しているわけではありません。言葉などもいろいろ言葉を知っているけれど，理解して使えないことがあります。そしてアイコンタクトは乏しいことがあります。

孤立型よりは話し言葉など，全般的な発達は良好なことが多いのですが，イントネーションが乏しくて単調な話し方をします。受身型なので，自分から喜びを他者と共有するということは難しいです。言語能力が高い子は，語彙が豊富なこともありますが，やはり反復的で，相互的な会話にはなりません。冗談はあまり理解しないのですが，ドタバタ番組などを見ると笑います。マンガで子ども同士がぶつかって，目から星が出ているとか，ああいうところはケラケラ笑うし，ドタバタじゃなくてお笑いでもモーションのあるお笑い，「そんなの関係ねー」とか，中身は分かっていないけれど，動作を見て分かっている部分が結構あります。『笑点』のような動作のないものは笑いませんが，動作のある漫才系は分かっていなくても，分かっていても笑っています。笑っているから分かっているとは限らないのです。非言語性コミュニケーションは，やはりこういう人たちのように障

害がある。

　例えばいつも同じように赤ちゃん人形にミルクを与えている。反復的でエコプラキシアというのは，こちらが言ったことを自動的に模倣することです。こちらが，「あーあ」と言ってあくびをすると，「あーあ」といってあくびをしてしまう。そういった自動的に模倣をしてしまうということが，エコプラキシアです。ルーチン，パターンは多くみられます。

　孤立型の子は否定されるとかなり嫌がりますが，受身型の子は嫌がれないから受け入れてしまうということがあります。だから孤立型と同じくらいこだわりはあるのだけれど，周りは困らない。周囲の先生や親は困らないけれど，本人は辛いということが多いのです。ものを入念に扱うのは反復行動，これはぴったりコップに水を入れるとか，同じ形のものをいつも作るとか，そういったことが見受けられます。中には，機械的に膨大な暗記をしている子どももいます。受身型だと，知的に高い子が中にはいるので，友達とは遊ばないけれど知識は非常に豊富だという子どももいます。また，テレビのキャラクターの行動を模倣することが見受けられます。あるいはシナリオを暗記したりする。例えば『バック・トゥ・ザ・フューチャー』のシナリオを暗記していた子がいました。ただ，暗記して場面再現はするのだけど基本的にはイマジネーションに乏しい。

　運動とか，感覚刺激の反応は，孤立型とほぼ同じです。孤立型と違うのは，受身型の子は非常に受動的で，反抗もないので指導しやすい。"指導しやすい"と書いてありますが，実際には日本の特別支援学級では放っておかれる子がとても多いです。問題行動を起こさない。こだわりも言えばやめる。先生からみると，もっとこだわりの強い子とか，もっと多動な子に手がとられて，受身型の子は何もされないで，「今日も一日いい子でいました」となります。実際にはボーッていて放っておかれてしまって，小学校の6年間何をしていたか分からない，という結果になることがとても多くみられます。それが受身型の特徴です。受身型の子は問題行動を起こさないという点では楽なのですが，教える側も注意していないと，何も覚えないまま学校教育が終わってしまうこともあります。お母さんでも気づいている人と，気づいていない人がいます。先生から問題もなくていい子だといわれて満足しているお母さんもいるし，学校に行っても何をやっ

ているのかさっぱり分からない，何も覚えてこない，何も勉強してこないと，危機感を感じているお母さんもいます。

　孤立型よりは知的に高いことが多いです。やはり言語力や視覚的な能力が高いと，autistics savantに該当することもあります。

　成人期の予後は比較的良好で，一般には孤立型よりも受身型の成人期のほうがいいという人もいます。就職などをしても言われたことはやるので，自分なりのこだわりが少ないわけですから，社会適応がいいように見えます。この子は孤立型だけれども受身型に変えなければとか，どうやったら受身型に変えられるのかと言う人がいます。これは誰も変えることはできません。自然に変わっていくことはもちろんありますが，意図的に変えることは難しいし，そんなことはしてはいけません。そんなに多くはありませんが，成人後期までに積極奇異型に変わることもあります。

　問題はそれよりも，思春期にいたって問題行動が生じやすいことです。それはどういうことかというと，受身型の子というのは自分で表現をしないので，嫌なことをずっと我慢しているのです。学校に行ってもあまり面白くないけど我慢しているのですが，ストレスは溜まっているわけです。自分が思春期や中学生になって自我も出てきて，もう我慢しなくてもいいといった途端に自己主張をし始める。それが先生や親からすると，今までおとなしかった子が途端に問題行動を起こして，思春期の嵐だというような言い方をするのですが，そうとも限りません。自我意識が出てきて，本人がどうこうではなく，今までにあったストレスが溜まりに溜まって，自分に力も出てきますから，お母さんに逆らっても勝てるとか，先生に逆らったら，先生はもう怯むのだと，先生も怖がっているとわかります。そうなると途端に自己主張をし始め，問題行動が多発するということがあります。それは思春期になってから起こるため，実は学童期のうちから受身の子ほど積極的にコミュニケーションを教えなければいけません。嫌だということの表現や，ヘルプを求める表現，そして拒否，それは最低限教えなければいけない。嫌なことは嫌だと言っていいんだということを教えないと，思春期までの学童期は我慢していて，思春期になると急に嫌だ嫌だと言いだすことがあります。

　私は時々"オートマチック・ノー"というのですが，受身型の子どもは，

中学校に入ると何でもノーという。ご飯食べるのも嫌，学校に行くのも嫌，急に嫌を多発する子がいます。お母さんは非常にびっくりして悩むのですが，特にその学童期，小さい頃の指導に問題があるということが多いようです。子どもによってはカタトニア特性，行動停止が顕在化することもあります。

3）積極奇異型

　積極奇異型 Active-but-Odd は他者に対して自発的にアプローチはするけれど，そのやり方は奇妙で幼稚で一方的です。社会的接触を好みます。自分の興味とか関心ごとに熱心に取り組み，その際に他者に働きかけたり，質問したりします。しかし，それは相互的社会的交流を求めているのではなく，自分の関心を満たすためだということです。相手が退屈しているとか，迷惑だということは全然気にしない人がいます。不安が強いこともあります。不安の強さで自閉症特性がよく分からない，不安でいろいろ質問をするため，だから不安障害だといわれることもあります。これは，高機能の子ども，アスペルガータイプの子に非常に多くみられます（**表3-9**）。

　データに細かいケースが多いです。話し言葉の量は多くて，よくしゃべる。話し言葉の能力が高い場合でも，談話が反復的で回りくどく，口語的に相手とやり取りする話し方が難しいです。非常に丁寧にしゃべります。丁寧にしゃべるのですが，相手が嫌がることをずっと丁寧にしゃべっているというのも，結構腹が立ちますよね。

　質問を会話のきっかけとして使用する傾向があります。会話というのは彼らにとって，なかなか難しいので，とりあえず質問をするんです。「先生，好きな食べ物は何ですか？」とか，「先生，星座は何ですか？」とか。そんな質問をする子が多いです。表情が乏しかったりとか，しぐさが変だったりとか，イントネーションに乏しい。

　ジェスチャーを使用しないことがあります。例えば嫌だというとき，嫌ですと絶対に首をヨコに振らない。私たちはつい「ハイ」って頷いたりしますよね。中には学習でジェスチャーを学んでいて，非常に不自然なジェスチャーをする人もいます。アイコンタクトが乏しかったり，コミュニケー

表 3-9 積極奇異型,まとめ

- 他者に対して自発的にアプローチするが,奇妙で,幼稚で,一方的である。
- 自分の興味や関心事に熱心に取り組むが,その際に他者に話しかけたり,質問したりする。しかし,それは相互的な社会的交流を求めてのことではない。他者に積極的に長時間関わり,迷惑だったり,不快であったりする。
- 協調運動の拙劣さや不適切な言語の使用,高い不安などが問題になり,自閉症的特性は見逃されることがある。

- 孤立型や受身型と比較すると,話し言葉の量は多い。
  —少なくとも発達早期には言葉の発達は遅れがちで,自閉症特有の偏りが見られることが多い。
  —言葉の発達の遅れがない場合もあり,文法も正確で,年少でも語彙が豊富なこともある。
- 話し言葉の能力が高い場合でも,談話が反復的で回りくどく,口語的に相手とやりとりする話し方が難しい。
- 質問を会話のきっかけとして使用する傾向。

- 非言語性コミュニケーションにも障害。
- 単調なイントネーション。
- 奇妙な抑揚。
- 音量の調節が苦手。
- ジェスチャーを使用しないこともある。
  —特に感情や情緒を表現するジェスチャーは使用しない傾向。
  —会話の際に誇張的な,不適切なしぐさや表情をする人もいる。

- 不適切なアイコンタクト。
  —相手を強く見つめたり,あらぬ方向を向いたりする。
- コミュニケーションの語用論的側面が強く障害。
- 反復的・常同的な偽—見立て遊びを行う(一部の受身型同様)。
  —子どもの多くは道や橋などの想像上の構造物を構築,再構築を繰り返す。
  —同じ動物や同じ無生物(列車など)のふりをする。
  —何度も繰り返して見たビデオのシーンを演じる。
  —演技の再現は極めて正確。
  —場面を断片的に再現し,反復性と創造的な装飾の欠如,意味の理解の欠如(時には関心がないことも)がみられる。

- 反復的なルーチンがあったり物の操作を好む。
- より抽象的で限局された興味関心がみられることもある。
  —例)時刻表,カレンダー,王室の系図,物理学,占星学,特定の鳥類,時には特定の人物など,相手の返答に関わらず同系統の質問を反復的にする。
- 発達初期には,常同運動や感覚刺激への異常な反応。
  —発達につれて目立たなくなる傾向。
  —運動協応の問題や奇妙で未熟な歩き方や姿勢。
  —操り人形のような動きかた。
  —孤立型の子どもと違って,バランスをとる必要のある行動や高いところに登ることに用心深いことが多い。

- 不適切な話題。
  - 身体の障害。
  - 他者の個人的な生活。
  - 性や暴力。
- 反復的な質問。
- 他者への奇妙な接近。
  - 過度の要求やかんしゃく，身体的暴力に変化しうる。
- 他者からの批判にたいしては過敏。
- 社会的ルールの理解の乏しさ。
  - 法に触れる問題をおこす人も少数だが存在する。
- 一般に孤立型や受身型よりも能力が高い。
- 予後はさまざま。
- DSM-IV，ICD-10，を適用すると Asperger's disorder，PDD-NOS と診断されることが多いが，autistic disorder と診断されることもある。

(Wing, 2005)

ションでは誇張的で，言葉の擬音が多い。「えーっと」とか。

　偽見立て遊びを書いてありますが，一見見立て遊びと見えるような一人遊びをこれも受身型と同じようにたくさんします。自閉症がよく分からない人・自閉症に詳しくない人が見ているとイマジネーションがあるように見える。

　反復的なこだわりもたくさんある人が多くいます。時刻表やカレンダー，王室の系図，物理学，占星学など学術的なことに関心のある人もいます。話題の不適切な人もいます。体の障害を話題にするとか，性的な問題を話題にするとか，暴力を話題にすることがあります。人によっては，家庭内のお父さんとお母さんが何月何日に結婚したとか，電車の中で一生懸命人に聞こえるように話して非常に困るという例もあります。

　また身体の問題を話題にする場合も割合多いです。たとえば，あの人はどういう理由で車椅子に乗っているんですかとか，医学的な関心もあって，中枢性ですか，抹消性ですかとか聞いてきます。そういう話を人前でしてしまうことが大きな問題になります。積極奇異型の人は知的には高い人が多いのですが，実は社会的な場面では大きな問題になることが多いのです。だから就職にあたって，この子はちょっと余計なことをしゃべりすぎるからとても雇えない，と言われることもしばしばです。積極奇異型の人はなかなか仕事につくのが難しいのです。しかし彼らの場合は，よくしゃべる

わりに，他者に接近するわりに，批判には敏感なのです。ですから，こちらが話しかけたら嫌な顔をされたといって，すごく怒ったりする子もいます。

　子どもが小さいとき，この積極奇異型の芽があるときに，いろいろたくさん質問してきますが，その時にやっと社会的な関心が出てきたといって，一生懸命答える場合があります。あるいは不適切な社会的な接近性。例えば思春期に女性に関心をもち接触する。しかしそれは良い変化だと思って何度もそれを許容すると歯止めが利かなくなる可能性があります。やはり年齢にあった対応をするということが，とても重要です。例えば，中学生くらいでお母さんにベタッとしていたら，やはりそれは駄目だから距離をとるように対応します。中学校などに行くと，よく保健室の先生が中学校1年生くらいだとまだかわいいですから，子どもがベタベタしてくると「よしよし」としている先生もいますが，年齢相応の距離をとる対応にしてもらいたいと思っています。

10. その他の考慮すべき事項

1）感　覚

　これまでに申し上げてきたのは3つの社会性のタイプでした。次にその他の考慮すべき事項として，感覚の問題があります。聴覚的に鈍感だとか，敏感だとかもあるし，反応に時間がかかることが多くみられます。これは診察室でも試せるのでやって欲しいのですが，子どもが何か遊びに熱中している時に，音を立てます。そうすると普通の子はパッとこちらを見ます。自閉症の子は何度音を立てても，しばらくしてやっとこちらをゆっくり見る。あるいはしばらくして，1秒くらい立ってから見る。そういう子が非常に多いです。こういう反応時間をみると，聴覚的な敏感さ鈍感さをチェックできることがあります（**表3-10**）。

　視覚反応では，手かざしをする。特定の視覚刺激を恐れる子がいる。アンパンマンや，機関車トーマスなど，好きな子もいるけれど，実はすごく怖がる子もいます。アンパンマンや，機関車トーマスはよく見ると非常に怖い顔しているんですね。トーマスもかなり不気味ですよね？　アンパン

表 3-10　その他の考慮すべき事項（感覚）まとめ

- 聴覚反応
  - 鈍感さ
    - ☆難聴と誤解
  - 過敏さ
  - 反応に時間がかかる
- 視覚反応
  - 手かざし
  - 横目
  - 特定の視覚刺激を恐れる
- 味覚
  - 偏食・異食
- 臭覚
  - 消毒臭を嫌う
- 触覚
  - 触られるのを嫌う
  - 特定の刺激を好む
- 痛覚
  - 痛みの刺激への過敏と鈍感

マンの顔自体はそうではないけれども，顔を変えるとか顔を焼くとかよく考えると，非常に残酷なところがあって，怖くなってしまうようです。

　味覚，偏食，異食。これも多いです。偏食の極端な場合は，特定の温度のものしか食べない。例えば白飯は何度くらいでしか食べないという子もいます。炊き立ては熱すぎてだめ。冷ご飯は食べない。そして適度に冷めたところで食べるのですが，その冷め方には自分なりに決め事があって，それはお母さんには分からない。冷めるのを待っているから，お母さんはイライラするんです。あるお母さんは賢くて，いい方法を考えました。どうしたかというと，冷ご飯を一定量お茶碗に乗せて，電子レンジに入れて何回か試したんです。その子に関して言うと，普段のお茶碗にピッタリ入れて，電子レンジで 45 秒するとちょうどいい。60 秒だと駄目だと。逆に言えばそれだけ細かい温度がその子には分かる，ということですよね。そういう温度に敏感なための偏食があります。

　その他に異食があります。アスペルガーの子どもでも鉛筆の木のところをかじって食べるとか，そういった変わったものを食べてしまいます。

　消毒臭を嫌うとか香水を嫌ったりする子どももいます。お母さんや先生の香水を嫌う。

触覚，触られることを嫌う。特定の刺激を好む。例えば，いつも頭を軽く叩いている子どももいます。そのときの刺激が気持ちいいんですね。自傷まではいかないけれども，自己刺激行動を起こす。痛覚に関していうと，痛み刺激に対して鈍感だったり，敏感だったりします。注射をすごく嫌がる子もいるし，注射しても全然泣かない子もいます。非常に極端です。中には幼稚園の遠足に行って，帰ってきたら骨折していたのに，その痛みを訴えないので先生が分からなかったという子がいます。整形の先生からは普通だったら痛くてギャーギャー泣くところなのに，痛まないほうが不思議だと言われたそうです。

　私は以前，重度の知的障害の成人施設に常勤医でいたことがあります。骨折があっても全然痛まなくて平気で歩いている人もいましたし，大きな胃潰瘍があっても全然痛まなくて，ご飯をパクパク食べている人もいました。当時私の前にいた先生は，何かあったらすぐ検査をしろ，何か異常を感じたら直ぐにレントゲンを撮れと言っていました。そこまで過剰にする必要があるかなと思っていましたが，実際にやってみると結構たくさん病変が見つかり，やはり身体症状を訴えない人がたくさんみられました。

2）活動レベル

　多動，寡動，カタトニアが問題になります。カタトニアというのは，行動が止まってしまう。思春期以降に多いのですが，学童期にも例えばお水を飲んでいるときに，コップを持ったままで止まってしまう。そのままずっとこの状態で，1時間くらいいる。以前みた例では，小学校1年生くらいだったと思うのですが，朝ごはんを食べた状態で，止まっているんですね。そして午前中の外来が終わって昼に見に行くと，まだ止まったままでした。そのまま3時間もいるんです。統合失調症の人も同じ状態で3時間いる人がいますから，それと似た状態かもしれないと思うのですが，それにしても，なぜ疲れないんでしょうか。筋肉が大丈夫だろうかとか思うのですが，その子は気分変動にも波があって，何年もずっとそういう状態で良くなったり，悪くなったりで，そういう子もいます。そこまで極端でなくても，急に行動をし辛いとか，切り替えるときに止まっていて数分考えるとか，それがカタトニアです。

多動がありADHDを合併している場合もあります。

3）模　倣

定型発達の子どもは，1歳くらいでお父さんの真似をして，カバンを持って「行ってきます」と言ったりしますが，ASDの子どもはそういったことはあまりしません。子どもによっては，要求された模倣への反応が乏しい場合があります。例えば"げんこつ山"をやっても模倣しようとしない。あるいは子どもによってはエコプラキシア，つまり自動的に模倣する，頼まなくても模倣する子どももいます。

4）睡眠の異常

睡眠の異常，これは最近よく自閉症スペクトラムでいわれていて，小さい頃からあります。また気分や感情の異常，気分障害を合併することもあるし，気分障害とまでいかなくても1日の気分が特に変わりやすいということがあります。思春期にこのような状態になると，うつの症状が多くみられます。ASDの特に高機能の自閉症スペクトラムで一番多い精神科合併症はうつです。恐怖や不安への恐怖症が，症状の引き出しを開けます。

DSM-IVには精神遅滞の診断を伴い，それは軽度から重度に及ぶと書いてあるのですが，現在はむしろ高機能のほうが多いといわれています。DSMの記述も今度変わると思いますが，アスペルガーでは，知的障害を伴わないことも非常に多いです。小児科の場合ですと，てんかんとか脳波異常をきっかけにASDの治療が始まるということも多いです。

11. 診察室での評価

診断するときに，情報源が必要です。そのときには，まず診察室での評価をするべきです。カナータイプの場合は，診察室の直接観察でかなり分かります。例えばドアをあけて入ってきて，「こんにちは」，といえば「こんにちは」。「僕名前は？」，「僕名前は？」とオウム返しであれば，もうかなり自閉症が疑われる。けれども，アスペルガータイプの場合は診察室では評価できない。診察では完璧に振舞える，というようなケースが決して

珍しくありません。ですから高機能になればなるほど，あるいは微妙になればなるほど，間接情報が大事になります。だから極端な場合，本当に高機能の場合は，20〜60分と診察に使える時間が決まっている場合，子どもよりも親から聞く時間を増やしたほうが効率はいいだろうと思います。できれば教師や第三者からの評価の聴取ができるといいのですが，なかなか難しいところがあります。

　診察室で評価をする場合は，子どもが自発する行動をみる。先ほど言ったように，意図的に刺激をする。音を立てるとか，話しかけるとか，ポインターでわざと邪魔するとか。子どもによっては，その子の好きな話題に振る。鉄道が好きなら鉄道の話をして，反応をみることもあります。注意するのは情報処理の速度です。彼らは社会的な目の合わせ方とか，表情の作り方を，小学校2〜3年以上の子は意識的に学習していることがあります。そうすると，自然ではないけれど時間をかけて表情を作ったりする。ちょっと間をおいて，目を合わせたりする。学習した反応と，本能的な反応は時間が違うということが分かっています。やはり臨床的にはそういう感じを受けることがあります。そういう速度，パッと自然に反応しているのか，多少考えて反応しているのか。そういうところも見たほうがいいでしょう。

　聴取の際は，子どもが自発する行動を中心にみます。何かをいわれて真似をしたとか，友達に誘われてごっこ遊びをしたとか，そういうことはアスペルガーの子どもでもできるため，本当に自発的に何ができるのか，あるいは自発的に友達と遊べるか，あるいは友達をリードできるか，そういうことを聞いてみます。お母さんによっては，行動の解釈をする人がいます。例えば，「どうも友達づき合いが少ないみたいですね」と言うと，「うちの近所には同年代の子どもがいなくて，だからなんです。」あるいは表情が硬いですねと言うと，「学校の先生と合わないから硬いんです」とか，いろいろ解釈をしています。最初の段階は解釈を抜きにして，できるだけ実際の行動を聞くことが大事です。

12. 診　断

　診断プロセスで重要なのは，専門家が最後に診断を下すということです。チェックリストに丸をつけていくとか，親のアンケートの合計点を出すとか，そういったことで診断をするのはもちろんまちがいです。最近，精神科を受診する人のなかに，自分で診断をつけてくる人が多いです。「オレはアスペルガーだから，アスペルガーの診断をしろ」とか。それはやはり診断者の役割です，そういった偏ったケースはできれば本当に DISCO を使ったりして，小さいときのこととか親や兄弟姉妹から聞き出して，十分な情報を得てから診断しましょう。どうしても悩む場合には，診断しないというのもひとつのやり方です。今の情報，本人の情報だけでは診断はできませんと。申し訳ないけれど，確定診断ができないので暫定診断でいいですかと。私たちも実際に親がいっしょに来ない場合は，確定診断をできないと言っています。あと本人が診断をつけてくる場合には，より慎重に考えないといけません，本人自身の情報にたくさんのバイアスがかかっていると思ったほうがよいでしょう。

第4講 アスペルガー症候群の診断

1．アスペルガーの診断

　ウィングたちがまとめたアスペルガーの診断基準は**表4-1**のとおりです。ウィングは，こうした社会的奇妙とかうぶとかの例として，「ミスター・ビーンが典型だ」と言っています。ミスター・ビーン本人は悪気はなくて一生懸命だけれど，やっていることがかなり周りから見たらこっけいに映る。何が一番奇妙でうぶかと言うと，一番はっきりしているのは思ったことを何でも正直に言ってしまう。それが一番社会的には許されない行為です。よく学校の先生は，「何でも正直に言いなさい」と言うけれど，例えば思ったことを全部正直に言ったら，みなさんの生活も大変ですよね。「お前なんか見たくない」みたいな感じにもなります。たぶん夫婦間も1週間もすれば破綻するかもしれません。でもそれはみんなが困ること，言ってはいけないことは本能的にわかっているから，相手に合わせて我慢したり，相手が嫌がることを言わなかったりするということだと思います。そういったことができない。これが最後の項目の，「常識の明白な欠如」ということだと思います。

2．アスペルガーの業績を紹介

　ウィングがアスペルガーの業績を紹介したのは1981年です。『Asperger's syndrome：A clinical account』，この論文自体はいわゆる

表 4-1　アスペルガーの診断基準

- 社会的に奇妙，うぶ，不適切，超然，自己中心的。
- 回りくどい会話，反復的な言葉の使用，字義通り，会話的でない，イントネーションが乏しいか不適切。
- 非言語性のコミュニケーションの乏しさ。
- 限局された興味・関心，反復的なルーティン。
- 特異的学習障害。
- 協応運動の未熟さ，不適切な姿勢や歩行。
- 常識の明白な欠如。

　ハードペーパーでもないですし，原因を調べたわけでも，統計を取ったわけでもないです。本当に自分の臨床の中で知り得た人のことを淡々と記述して，それをアスペルガー症候群と提唱しながら，発達障害という視点でも書いていますし，自閉症の範囲をもう少し広げたほうがいいのではないかというふうな論文です。ハードデータのないものの割には，多分引用されるのが自閉症系では一番多い論文といえます。そういった意味では臨床的な論文ですけれども，大きな影響を与えたという意味でもおもしろい論文だと思います。

　"連続性" ということを強調して，自閉症スペクトラムとしています（Wing, 1988）。今は自閉症に限らず，例えば統合失調スペクトラムや強迫スペクトラムなどのようにスペクトラムという考え方が広がってきているようです。発達障害に関して言うと，どこまでが正常でどこからが異常かという明白な境界はないですから，もともとスペクトラムと考えたほうが良かったのだろうと思います。そうすると，もちろんアスペルガーとカナーの境界もない，クリアな境界はないわけですから，正常発達とのクリアな境界もないわけです。

　ウィングの立場（表 4-2）は高機能自閉症という言葉は使わないけれど，使うとしたらカナータイプで知的障害のない自閉症になります。アスペルガーは，アスペルガーの記述により近いもので，ここで大事なのは知的障害もある人がいる。もちろん最重度のアスペルガーの人はいないと思いますけれど，軽度の知的障害はあってもアスペルガーということはあります。IQ が正常値でない人はアスペルガーと言ってはいけないということではないです。

表 4-2　高機能自閉症とアスペルガー症候群（ウィングの立場）

- 高機能自閉症（high-functioning autism）
  ―カナータイプで知的障害のないもの
  ―ただし「高機能自閉症」という用語はない
- アスペルガー症候群（asperger syndrome）
  ―アスペルガー症候群の記述により近いもの
  　　結果として知的障害がないか軽いことが多い

表 4-3　高機能自閉症とアスペルガー症候群（DSM/ICD の立場）

- 高機能自閉症
  ―自閉性障害の診断基準を満たし，知的障害のないもの。
  ―ただし「高機能自閉症」という用語はない。
- アスペルガー症候群
  ―アスペルガー障害の診断基準を満たすもの。
- この両者は明確に区別

　DSM とか ICD には高機能自閉症という言葉はないですが，多分「自閉症の診断基準を満たし，知的障害のないもの」ということが高機能自閉症だろうと思います（表 4-3）。もともとアスペルガーと自閉症は，DSM でも ICD でも基本的には分かれています。1 人の子に対して重複することはないわけで，ここは分けて考えるようです。それが臨床的には使い辛いということが言えます。

3．アスペルガー障害

　自閉症スペクトラム，ASD（Autistic Spectrum Disorders）。DSM-Ⅳ-TR（表 4-4）はアスペルガー障害について，この基準は基本的には自閉性障害と同じ文章を使っていて，「以下のうち少なくとも 2 つにより示される対人的相互作用の質的な障害」。自閉症も同じ基準です。アスペルガーの DSM の診断基準は，現在の症状でとらえれば自閉症の診断基準からコミュニケーションの部分を全部抜いた，それが診断基準であるということです。DSM で自閉症と違うのは D です。「臨床的に著しい言語の遅れがない」とあります。自閉症の場合は 3 歳までに異常があるわけですから，アスペルガーの場合は臨床的に著しい言語の遅れがないとあります。「2 歳までに単語を用い，3 歳までに意志伝達的な句を用いる」。これは先ほ

表 4-4 アスペルガー障害（DSM-IV-TR）

A. 以下のうち少なくとも 2 つにより示される対人的相互作用の質的な障害:（自閉性と同じ）
B. 行動, 興味および活動の限定され反復的で情同的な様式で, 以下の少なくとも 1 つによって明らかになる:（自閉性障害と同じ）。
C. その障害は社会的, 職業的, または他の重要な領域における機能の臨床的に著しい障害を引き起こしている。
D. 臨床的に著しい言語の遅れがない（例えば 2 歳までに単語を用い, 3 歳までに意志伝達的な句を用いる）。
E. 認知の発達, 年齢に相応した自己管理能力,（対人関係以外の）適応行動, および小児期における環境への好奇心などについて臨床的に明らかな遅れがない。
F. 他の特定の広汎性発達障害または統合失調症の基準を満たさない。

ど述べたケースでというと, 例えば, 2 歳代で「ごはん, ちょうだい」と言えて, 3 歳までに単語が 100 以上あるといっても, そのほとんどが食品メーカーの名前であることがあります。こういった場合に, ここで遅れがないとするか, あるとするか, 多分微妙です。ないと取ることになるのでしょうけれど。表 4-4 の「E. 認知の発達, 年齢に相応した自己管理能力,（対人関係以外の）適応行動, および小児期における環境への好奇心などについて臨床的に明らかな遅れがない」は, 私に言わせれば診断のしようがないです。要するに認知の発達, 年齢に相応した自己管理能力の適応行動, しかも対人関係以外のものです。しかし「小児期における環境への好奇心などについて臨床的に明らかな遅れがない」について, 私がウィングの基準でアスペルガーの診断をしたケースに, こういった認知の発達が異常ないと, 例えば環境への好奇心に問題がないといったケースはほとんどありません。厳密に DSM を当てはめると, 私たちがアスペルガーの診断を付けるケースは, ほとんど自閉性障害か PDDNOS になってしまいます。DSM, ICD のアスペルガーの診断基準というのは非常に厳しくて, その 2 項目というのは発達障害の子はほとんどマルにはならないと思います。よく聞いていると, です。逆にいうと適当に聞いてしまうと, 発達期の異常がわからないですから。こういう言い方は失礼だけれど, 大雑把な先生ほどアスペルガーの診断が出るんじゃないかなと思います。過去についての話をきっちり聞いて診断すれば, アスペルガーはどんどん減っていくと私は思います。いろいろな研究者がこれを全部厳密に当てはめると, とてもケースが集まらないので, 自分なりに変更して使っているのです。『ギ

表 4-5 アスペルガー障害（DSM-IV-TR）

- アスペルガー障害の特徴は，重症で持続する対人的相互関係の障害（基準 A）と，限定的，反復的な行動，興味，活動の様式である（基準 B）。その障害は，臨床的に著しい社会的，職業的，または他の重要な領域おける機能の障害を引き起こしていなければならない（基準 C）。
- 自閉性障害とは対照的に，臨床的に明らかな言語習得の遅れがない（例：2歳までにオウム返しに繰り返したものではない単語文をコミュニケーションの目的に使い，3歳までに自発的，コミュニケーション的な語句を用いる）（基準 D）が，しかし，社会的交流のより微細な局面は影響を受けるかもしれない。
- 加えて，環境への正常な好奇心を示すことによって明らかとなる認知の発達や，年齢にふさわしい学習能力や，対人関係以外の適応行動の習得に関して，生後3年間で臨床的に著しい遅れがみられない。最後に他の特定の広汎性発達障害や統合失調症の基準は当てはまらない（基準 F）。このような状態はアスペルガー症候群とも呼ばれる。

ルバーグ』なんかもそうですね。ですからDとかEを抜いてしまうと，結局自閉症とアスペルガーはコミュニケーション障害を付けるか付けないかと，アイテムの数です。自閉症は6項目以上なければいけない。アスペルガーはもっと少ないですから，アイテムの数で鑑定すると，重症か軽症かの違いであるといって，ますますアスペルガーと高機能自閉症が同じかちがうかをテーマにした研究の意味がわからなくなってしまうということだと思います。

4．アスペルガー障害の特徴

「アスペルガー障害の特徴は重症で持続する対人関係の障害（基準A）と，限定的，反復的な行動，興味，活動の様式である（基準B）」「その障害は臨床的に著しい社会的，職業的，またはかなり重要な領域における機能の障害を引き起こしていなければならない（基準C）」。このC項目は結局アスペルガーの，どこまで正常というか。で，Cの基準しかなくなってくるんですね。こういったことを実際的な切り口，社会的な切り口で判断していくしかないだろうと私どもは思います（**表 4-5**）。

「自閉性障害とは対照的に臨床的に明らかな言語習得の遅れがない」というのは，問題の基準ですね。この基準というのはちょっとおもしろいん

表 4-6 特定不能の広汎性発達障害（非定型型自閉症を含む）（DSM-IV-TR）

- このカテゴリーは，相互的人間関係または言語的，非言語的意思伝達能力の発達に重症で広汎な障害のある場合，または常同的な行動・興味・活動が存在しているが特定の広汎性発達障害，統合失調症，統合失調型人格障害，または回避性人格障害の基準を満たさない場合に用いるべきある。
- 例えば，このカテゴリーには，"非定型自閉症"——発達年齢が遅いこと，非定型の症状，または閾値に達しない症状，またはこのすべてがあるために自閉性障害の基準を満たさないような病像——が入れられる。

です。「3歳までに自発的，コミュニケーション的な語句を用いる」とあります。これはいいのですが，「しかし，社会的交流のより微細な局面は影響を受けるかもしれない」。よくみるとますます使い方がわからない。例えば，会話が続かないとか，そういうことなのかもしれませんが，この判断が難しいと思います。「加えて，関係への正常な好奇心を示すことによって明らかとなる認知の発達や，年齢にふさわしい学習能力や，あるいは対人関係以外の適応行動習得に関して，生後3年間で臨床的に著しい遅れがみられない」と。この「生後3年間で臨床的に著しい遅れ」という，この「著しい」をどこまで取り上げるのかで，これもまた変わってきます。「統合失調症とか他の広汎性発達障害の基準に当てはまらなければ，これをもってアスペルガー症候群」と，こういう診断のお約束です。

　PDDNOS，特定不能の広汎性発達障害という言い方があります。このカテゴリーは自閉症，あるいはアスペルガーとにているけれども，その診断基準の全部は満たしませんよ，という時に使います。そういった残遺的なカテゴリーです（**表 4-6**）。ただ私たちがアスペルガーだという人にDSMを適用をすると，かなり多くがこの特定不能の広汎性発達障害，PDDの列になります。「発症年齢が遅い」とか。例えば3歳以降に症状が明らかになる。あるいは「症状が非定型である」で，通過しない。6つ以上に該当しない。「こういったことで自閉性障害の診断基準を満たさない場合もある」という場合などです。発症年齢が遅く，3歳以降，4歳以降ということです。これも結局発症をどうとるかで変わってくるんですね。言葉の発達の遅れが2歳，3歳であったとか，3歳以前の異常になります。

　ウィングたちは，社会性障害，コミュニケーション，イマジネーション，

表 4-7　社会性

- A（1）目と目で見つめ合う，顔の表情，体の姿勢，身振りなど，対人的相互反応を調節する多彩な非言語行動の使用の著名な障害。
- A（2）発達の水準に相応した仲間関係をつくることの失敗。
  ―これは年齢により異なった形をとる。若年の者ほど，交友関係を築くことに関心をほとんど，あるいはまったく示さない可能性がある。
  ―年長者では交友関係に関心を示すが対人的相互反応におけるきまりを理解できないかもしれない。
- A（3）楽しみ，興味，成し遂げたものを他人と共有すること。
  ―例：興味のあるものを見せる，もって来る，指さす）を自発的に求めることの欠如。
- A（4）対人的または情緒相互性の欠如。
  ―対人的な単純な遊びやゲームに積極的に参加するよりは一人遊びを好んだり，他者を単なる道具あるいは"機械的"補助として活動に加えたりする。
- アスペルガー障害における対人的欠如は重篤であり，自閉性障害と同様の方法で定義されるが，対人的相互性の欠如は，対人的・情緒的無関心というより，むしろ，常軌を逸し一方的に他者に接近しようとすること（例：他者の反応を無視して会話の話題を続行する）によってより典型的に示される。

　この3つの領域で障害が発達期にあれば，もう自閉症スペクトラムとみなしましょう，診断しましょう，そういう考え方なので，DSMとは考え方がずいぶん違うわけです。

　ここがちょっと違う感じですね。「アスペルガー障害における対人的欠陥は重篤である」（**表 4-7**）。この「重篤である」というのは確かなんです。アスペルガーの対人的欠陥は重篤であると，こう書いてある理由いうのもおかしくない。「自閉性障害という同様の方法で定義できるが，対人的相互性の欠如は，対人的・情緒的無関心というよりは，むしろ常軌を逸し，一方的に他者に接近しようとすること（他者の反応を無視して会話の内容を持続すること）によって典型的に示される」。これは社会的区分はよくできていると。アスペルガーの原著に近いのではないかと。私らはこういった子どもたちをみると，アスペルガーという印象を受けるわけですね。

第5講
自閉症スペクトラムの診断に必要な発達の知識と発達歴の取り方

1．発達歴をみる

1）定型発達

　定型発達で起こることが起きなかった，あるいは発達が遅れた，そういうことをこれから話していきます。したがって，発達障害の診断に必要な発達歴というのは，行動があったかなかったかではなくて，頻度と時期が大事です。例えばイナイイナイバーをしたか，しなかったかだけではなくて，何歳でしていたかということです。バイバイは，普通は1歳でするわけです。1歳でしたか，しなかったかではなく，何歳で出てきたかということです。頻度もとても大事です。普通にバイバイをしたのかどうか，何歳になって初めて1回くらいしたかどうか，そういったことが，大事になってきます。

　私は，現在健診をみているのですが，1歳半健診では親御さんに予診表を書いてもらいます。例えば呼んだら振り向きますかというアンケートにほとんどの人がマルをつけています。実際に1歳半くらいのその子をみて，何とかちゃんって呼んでも振り向かない。あれっと思って，「振り向かないですね？」と言ったら，「あっ，でも10回に1回くらいは振り向きますから」と。そうするとそれはやっぱり異常な所見です。音への過敏さなどもあまりマルをつけている人がいないのですが，音に敏感で泣いてしまうという子どものお母さんに，「でもマルがついていないですね？」というと，「泣かないときもありますから」と。ですから，親の見方と専門家の

見方はかなり違うわけです。親の言うことを鵜呑みにしてはいけません。きょうだいがいれば，お兄ちゃんとかお姉ちゃんと比べて反応が乏しいと気がつくこと多いのですが，長男，長女の場合はなかなか気がつかない。きょうだいがいても，きょうだいが同じような特性を持っていることもあるので，お兄ちゃんと比べて特に問題がなかったと言われても，その辺は疑問です。本当は短い時間でも健診の場で直接観察する，2～3分でもいいから直接子どもの遊びを見たりとか，音への反応を見たりすることが大切です。特にごっこ遊び。見立て遊びができる，ふりをするかどうか，実際に見ることができれば見たほうが本当はいいと思います。

　それでは，定型発達はどんな発達をするかということですが，新生児は音に反応します。胎児期から反応しているということは，昔から分かっています。また，新生児は人の顔に注目をします。メルツォフ（Andrew N. Meltzoff）という心理学者は模倣も新生児からすると発表し，イナイイナイバーやアッカンベーを赤ちゃんが模倣している場面は有名で，いろいろな本に出ています。未熟児，早産児で何週目から模倣が出るとか，そういったことをよく心理学者が研究しています。

2）社会性の発達

　カナーは自閉症の子は生後1カ月から抱かれるときの通常の反応をとらない，抱かれるとちょっと嬉しそうな顔だとか，体をちょっと沿わせるとか，そういった反応をとらないことが特徴だと言っています。生後3カ月になると，社会的微笑が出てきて，お母さんの声で人間探索をし始めます。お母さんの反応や微笑みなどを予期した行動をとります。赤ちゃんは自分が笑うとお母さんももしかしたら笑うんじゃないかと思って，お母さんの顔を見あげたりします。生後半年にもなると，お母さんの指差したほうを少しずつ見るようになります（図5-1）。これは社会的参照の始まりです。生後7カ月になると，他者，この場合は大人が多いと思いますが，能動的に関わるということをし始めます。他者と能動的に関わって大人の遊びを引き出す行動をとるようになります。

　赤ちゃんは，昔は本当に無力な存在で，無心に寝入っているんだという議論があったのですが，現在は赤ちゃんはもともと様々な能力を持って生

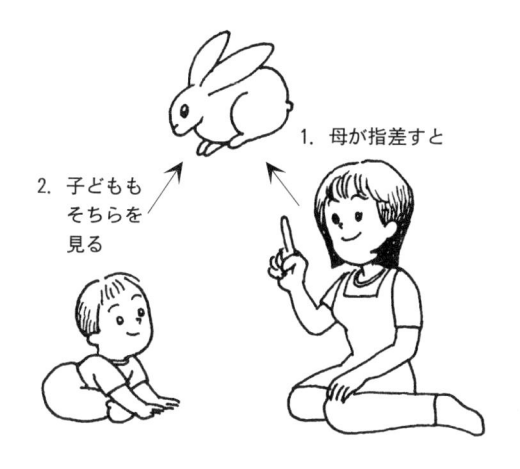

図 5-1　9 カ月から 12 カ月

まれてくるのだというふうに変わってきています。そんな赤ちゃんの能力を引き出す研究が盛んにされているところです。私たちが思っているよりも，赤ちゃんは結構社会性をもっているのです。

3）9 カ月革命

イギリスの心理学者トマセロ（Tomasello, M.）が，9 カ月革命という言葉を言っています。これは他者が自分と同様に意図を有する主体（intentional agent）として認識するようになることです。お母さんならお母さんの意図があるのではないかということが分かってきます。お母さんが見た方向を見るというような，共同注意の成立が始まります。そして三項関係，自己，対象，他者，この三つのことを意識し始めます。自分のことだけではなく，あるいは対象だけではなく，他者がこの中に絡んでくるということです。自他相互の心的状態を読み取る能力が芽生えてきます。

4）12 カ月以降

12 カ月以降になると，お母さんが対象を指差すと自分も同じ対象に目を向ける。さらにお母さんが対象を見ているかどうかを振り返って確認するということができるようになります（図 5-2）。結果としては，お母さ

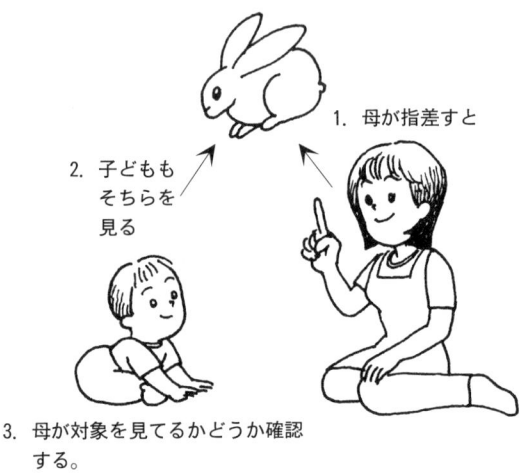

1. 母が指差すと
2. 子どももそちらを見る
3. 母が対象を見てるかどうか確認する。

図5-2　12カ月以降

んの指差したほうを子どもも指差します。この三つが大きな変化です。お母さんが見ているかどうか，その確認はあまりしないのが自閉症の子どもです。

5）1歳台

他者行動を見ることに関していうと，いわゆる向社会的行動ですが，1歳になると他者を慰さめてみたり，自分の欲しいものを手に入れるために相手をあざむくような，向社会的行動ができてきます。これも定型発達ではかなり早くから始まります。

2．間主観性

1）生後2～3カ月

間主観性，intersubjectivity は，心理学や哲学の分野でいろいろ議論されてきた概念です。生後2～3カ月になると養育者の話しかけに喜んで体を動かす，それに対して母親が喜ぶといった相互交渉が進んでいきます。それが第一次間主観性の成立です。お母さんが不快な顔をすると，赤ちゃんも嫌がり，むずかります。これを情動的共振といいます。お母さんが嬉

しそうにすると，赤ちゃんも嬉しそうにします。お母さんが辛そうだと，赤ちゃんも辛くなってきます。このような行動は生後2～3カ月という早い時期に現れる，この情動的共振は，カナー型の自閉症の子は非常に遅れる，お母さんが喜んでいても，関心がないことが多いです。

2）生後9～10カ月

　生後10カ月近くなってくると，例えばお母さんからおもちゃを受け取ると，いったん手をとめてお母さんの顔を見上げます。そういった，お母さんが嬉しいのか，喜んでいるのか，怒っているのかなと思ったりします。養育者が「ちょうだい」をすると，赤ちゃんは物を渡し，そこでまた一瞬お母さんの顔を見ます。そして養育者，お母さんが「ありがとう」と言うこと，褒められることを期待します。そのように相手の反応を予期する，相手の意図を察知するということが分かってきます。自分も相手も意図を持つことを知るのです。そういうことを1歳のお誕生日前から子どもは理解してくると言われています。母と子がお互いに相手の意図を理解して自己の意図を通していくといったやりとりが可能になります。これが第二次間主観性です。

3．指差しの発達

　指差しは，いろいろな研究が盛んにされています。定型発達の子についても，チンパンジーについても研究されています。赤ちゃんに関しては大神英裕先生という九州大学の心理の先生が健診の場を利用して，1万人以上のお母さんにアンケートをとって定期的に研究調査をしています。それによると生後6カ月になると赤ちゃんはお母さんの指差したほうを見るようになります。生後8～9カ月になると指差しを理解するようになります。9～10カ月になると，お母さんが見たほうに，視線の追従をします。視線の追従は，自閉症に関して相手が見たほうを追従するかどうかよく研究されている部分です。生後12～13カ月にかけて，要求あるいは命名の指差し，生後12～14カ月になってくると叙述の指差しが出てきます。

　生後12カ月頃から対象を指差したあと，大人を振り返ってその対象を

表5-1 指差しの発達

生後6カ月——母親の指差した方をみる
生後8〜9カ月——指差しの理解
生後9〜10カ月——視線の追従
生後12〜13カ月——要求の指差し
生後12〜14カ月——叙述の指差し（大神）
生後12カ月　対象を指差した後，大人を振り返ってその対象を見ているかどうかを確認する

(Tomasello, M.)

見ているか確認をするようになります。これは対象物に関する関心を，共有しているかどうかという指差しなのです。自閉症スペクトラムの子どもは，注意共有の指差しが弱い，遅れるとよく言われています（**表 5-1**）。

4．三つの指差し

バロン＝コーエンは，指差しは三つある，原型が三つあると言っています。①Prot-declaretive Pointing，対象を見て欲しいという対象に対する注意を共有しようとするコミュニケーション。原叙述の指差しです。②Prot-imperative Pointing，原要求の指差しです。対象を取ってほしいという指差し。あれ取っての指差しです。③Pointing for naming，命名の指差しです。命名しながら物を取る。例えば，これは○○ザウルス，これは××ザウルスとか言いながら絵本を指したりする，そういう指差しです。この指差しをお母さんに聞くわけです。

親御さんに注意をひく指差しと，要求の指差しを説明して，「あれ取って欲しいという指差しはありましたか？」と聞きます。「1歳のお誕生日から2歳くらいにかけてやりましたか？」と質問すると，自閉症圏の子どもで，重度の子は要求の指差しはありません。アスペルガータイプの子や軽度の子，知的に高い子は要求の指差しがありましたという。それで次に「要求をする指差しがあったんですね？」と聞きます。今度は「注意を共有する指差しがありましたか？」続けて「注意共有というのは，イヌを指して，ワンワンだよっていってお母さんのほうを振り向いてにっこり笑うことです。そういった指差しはありましたか？」と聞きます。そうすると，

表5-2　三つの指差し

- 原叙述の指差し（Prot-declaretive Pointing）
  ―対象を見てほしいという，対象に対する注意を共有しようとするコミュニケーション
- 原要求の指差し（Prot-imperative Pointing）
  ―対象を取ってほしいという要求のコミュニケーション
- 命名の指差し（Printing for naming）
  ―命名しながら物をとる

(Baron-Cohen, 1992)

自閉症圏では多くの人がなかったと言います。それはもちろん，記憶に頼って聞いていますから，どこまで正しいのかわかりませんが，多くの人はなかったと言います。

　注意しなければいけないことは，養育者に共有の指差しと命名の指差しをきちんと説明することです。注意を共有する指差しがありましたとか，あるいは自分の興味のあるものを指差してお母さんのほうを見てにっこり笑いましたかと聞くと，「はい，たくさんありました」と答えます。しかし，「どんな指差しでしたか？」とよく聞くと，絵本を出して，「これなあに？」って指差して，アンパンマンを指差して，「アンパンマン？　アンパンマン？」と聞いたとか。あるいは「これなあに？」って聞いてくる。お母さんが「アンパンマンだよ」っていったらすごく喜んで，次にカレーパンマンを指差して，「カレーパンマンだよ」という。これは，原叙述の指差しではありません。情報要求の指差しです。あるいは命名の指差しかもしれません。情報要求か本当に注意共有なのか突っ込んで聞かないと分からないことがあります。赤ん坊の頃に注意共有がありましたと保護者が言っても，よく聞いていると明らかに情報要求の指差しのようなことがよくあります。（表5-2）。

5．言葉の発達

　これは非常に分かりやすいです。1歳からの初語，1歳半〜2歳までに一語文，二語発話。4歳になると日常生活には困らない程度の言語能力が出てきます。一語文というのは，たとえば「まんま」の一言で「ご飯を食べたい」とか，「ご飯があるよ」とか，「ご飯ができたよ」とか，そういっ

た一語でいろいろな意味を示す言い方を一語文といいます。だから，単語と一語文とはちょっと意味がちょっと違います。「まんま」と言っているのは，食べたいよという明らかな意味を持ってお母さんに伝えている言葉で，それを一語文というわけです。自閉症の子は初語が遅れることが非常に多いです。それはアスペルガーの子もそうです。そうですという言い方は，ウィングのいう，あるいは私たちのいうアスペルガー症候群の子は初語が遅れるケースが多いです。DSM のアスペルガーでは，初語はそんなに遅れていないということになっているのは，前述したとおりです。アスペルガー症候群には初語が遅れている子が50％くらいいます。DSM は何とか自閉症とアスペルガーを分けようとしたために，アスペルガーに対して厳しいというか，現実にはなかなかないような厳格な診断基準になっていて，非常に使い難くなっています。

6．イナイイナイバー

　イナイイナイバー，これも社会性の芽ばえの行動です。チェックには使いやすい項目なので，お母さんに聞くことが多いです。4〜6カ月までだと，大人があやしていると喜びます。しかし，顔を隠すときに対象の再現を期待していません。ところが，7カ月になってくると対象の永続性，あるいは対象恒常性などと言いますが，対象が完全に見えなくてもここにあるということが分かってくるので，お母さんが顔を隠しても対象の再現を期待してこっちを向くということが分かってきます。10カ月から1歳近くになってくると，遊びのルールが分かってくるため子どものほうから大人に遊びを仕掛けてきます。赤ちゃんのほうからお母さんにバーって言う。むしろ大人がバーとするよりも，自分のほうからする。そういった行動が出てきます。受身的存在から，能動的存在に変わってくる。

　発達歴を聞くときに，「イナイイナイバーを喜びましたか？」と聞いて喜んだとすると社会性が OK かなと，そういうふうに解釈すると，それはちょっと違います。自分から能動的にお母さんを笑わせようとしたかどうかということが，発達の大事な所見なのです。受身的な自閉症の子は，喜んで反応するけれども，自分からはなかなか笑わせようとしない。自分

表 5-3　イナイイナイバー

- 段階Ⅰ（4－8 カ月）：大人があやすと喜ぶ，顔を隠すときにすべてが隠れると再現を期待できない
- 段階Ⅱ（7－9 カ月）：対象の永続性の確立，顔が完全に隠れても再現を期待する
- 段階Ⅲ（10 カ月以降）：遊びのルールがわかる，乳幼児自身が大人に遊びをしかけるようになり，大人がバーをすることにあまり興味を示さなくなる――受身的存在から能動的存在（turn-taking の成立）

(伊藤良子，1988)

から笑わせようとしたのは，2～3歳になってからだとか。ASDの子どもでは結構遅れることが非常に多いのです（表5-3）。

7．ふり遊び

これも1歳前後でふり行動が始まります。具体的な対象を別の物で表す行動です。ブロックを電車に見立てて「ガタンガタン」，と言ったり，バナナを受話器に見立てて「もしもし」，とか言う行動です。ふり遊びは，かなり早くに始まります。大学の学生や大人の精神科の先生に，これは何歳くらいから始まると思うかと聞くと，大体4～5歳とか相当高年齢を答えます。でも実際には1歳からできるようになってくるのです。4歳頃になると「考えていること」を現実と区別して「表象」として理解できるようになります。このような能力を「メタ表象能力」といいます。自閉症スペクトラムの子どもは，こういったメタ表象能力の発達が遅れてくるということです。

8．読み書き

読み書きは，普通は学校で教えるので学校に入ってから覚えます。しかし，実際は，ほとんどの子どもが学校に入る前に覚えています。読み書きはあまり教えなくても，いわゆる英才教育をしている幼稚園で教えたりしなくても，子どもが覚えてしまいます。ここが大事なところです。

島村直己・三神廣子先生たちが，読み書きに関して行った研究があります。日本語には，清音・濁音などが71文字あるそうですが，年長児（平

均6歳2カ月）では，71文字中の65.9文字を覚えていて，ほとんどの子が読むことができます。年中児が49文字，年少児でも18文字は覚えています。小学校入学までにほとんどの子どもは自分の名前を平仮名で書けるようになり，半数の子どもは，お話や簡単な手紙なんかを書いたりするようになります。これは親が意識的に教えているわけではなくて，子どもが生活の中で文字に関連した活動を目にして，読み書きを自然に覚えてしまうらしい。

　これは私の経験でも多いです。やはり，定型発達の子どもは文字に対する関心が強くて，別にそれは教えなくてもテレビなどを介して，あるいは看板などで覚えてしまいます。能動的に情報を処理するわけです。子どもに関連しては，自閉症の子どもも読み書きが得意な子が多いです。しゃべる前に書き出す，あるいは読み出すという子は決して稀ではありません。視覚情報に対しては，聴覚情報よりも理解が早いというのが一般的な自閉症の子ですから，しゃべる前に読んじゃった，ということは頻繁に起きるわけです。

　逆にいえば，年長なのに字にまったく興味がないとしたら，何らかの問題と考えた方がよいです。

9．2歳までの行動特徴

　ウィングは，自閉症スペクトラムは2歳までに行動特徴が現れると言っています。私たちは，その2歳までの行動特徴を丹念に聞き出すことにかなり時間をかけます。2歳までの特徴を聞き出すのがなぜ大事なのかというと，一番大きなことは，例えば自閉症スペクトラムであれば2歳までに何らかの特徴があるということです。例えば思春期に受診して，統合失調症なのか自閉症スペクトラムなのか，あるいはいわゆる登校拒否なのかよく分からないという場合に，一般的な登校拒否のお子さんであれば，定型発達の子が思春期になるにつれ登校拒否になったのであれば，2歳までの発達は正常なはずです。あるいは統合失調症の場合も，おそらく2歳までの発達は正常だったと思います。統合失調症の初期症状とは何かということが今話題になっているのですが，自閉症圏と比べたらずっと正常に近い

表 5-4　2 歳までの行動特徴

○なぜ大切なのか？
・自閉症スペクトラムと他の障害を区別する
・自閉症スペクトラムであれば 2 歳までになんらかのサインがある
・現在の状態のみでは自閉症スペクトラムの特性かどうか判断が難しいときに 2 歳までの状態が参考になる――特性は過去から連続している

のだろうと思います。現在の状態のみでは判断が難しいときに，2 歳までの状態が参考になります（**表 5-4**）。

　難しいのは虐待です。虐待された子が二次的に自閉症的な特徴を示すということがありますよ，ということが議論されています。しかし，もともと自閉症的な特性のあった子も，虐待されることがあります。その差というのは，虐待が 3〜4 歳くらいに始まれば 2 歳までの行動発達によってかなり判別できると思います。ただ，虐待が 0 歳から始まっている場合は，診断がなかなか難しいです。

10. 退　行

　退行という現象があります。これにはいろいろなデータがあって，何割とは言えないのですが，そういう退行を示す子どもたちが確かにいます。最初は通常に発達をして，いったんできるようになっていたことがあとで全部できなくなってしまう。例えば，言語では 1 歳で言葉が出てきて「マンマ」を「ぼくはご飯が欲しい」などの意味で言うようになります。しかし，2 歳になって気がつくと言葉がなくなっていた。そういうこともあるし，社会性では，イナイイナイバーを喜んでやっていたのに反応しなくなってしまった。身辺自立では，トイレで排泄できていたのに，いつの間にかまたお漏らしをするようになる。そういった，1 回伸びたものが下がってしまうことを退行と言います。日本では折れ線型自閉症という言葉があります。1 回伸びた発達が，折れ線のようにさがってしまう。英語ではセットバックと言うことが多いのです。この原因というのはよく分かりません。高機能とローファンクションを比較すれば，ローファンクションの子のほうが多いです。そのセットバックのきっかけというのは，いろいろ言われ

ています。基本的には 1〜2 歳の低年齢で起きますが，引越しがきっかけになることもあるし，弟や妹の誕生がきっかけになることもあります。あるいは親の離婚など，そういった心理的な原因がきっかけになることがあります。

　日本ではあまり関係ないのですが，もしかしたらこれから話題になるかもしれないのでお話ししておきます。欧米で話題になったのは，MMR ワクチンです。1998 年に MMR ワクチンで退行が起きて，自閉症的な行動が出てくるという論文が出されました。小児消化器の大家といわれている，ウェークフィールド（Wakefield, A.）という人のグループが，MMR を接種したのちに慢性的な腸炎を起こして，尚かつ自閉症特性が出る。それで MMR は自閉症の原因かもしれないという論文を出したのです。それが一大センセーショナルとなりました。ちょうどそのときにイギリスにいたので，よく知っているのですが。私はウィング先生のクリニックで当時アスペルガーの勉強をしていたのですが，その論文が出た日にウィング先生のところに立て続けに電話がかかってきていました。「それは本当かどうか？」という電話がかかってきていました。ブレア首相の子どもが MMR を受けたかどうか，そういうことが話題になっていて，結局ブレア首相の奥さんが，これは発表しないと言って，誰も真相は分からなかったのですが。現在その論文は，ほぼ否定されています。ほぼ否定されていますが，多くのデータがあって，MMR を疫学的なデータから否定する論文がイギリスやスウェーデンなどでたくさん出ました。日本はご存知のように一時接種を始めていましたが止めました。それは別に自閉症とは関係なくて無菌性髄膜炎で死亡者が出たとか，そういった理由でです。日本では止めたから，もし MMR が原因であれば日本では自閉症児が減っているはずです。それが減っていないということは，横浜市総合リハビリテーションセンターの本田先生のグループが発表しました。私のクリニックでは，母子手帳を全部コピーして出してもらっているのですが，クリニックの 1200 人くらいのデータを使い，母子手帳を解析して，セットバックがあったケースとなかったケースで MMR を受けたかどうかを調べました。そうすると，全く関係がなかった。むしろ受けていなかった子のほうが少しだけ退行が多かったんです。ということで MMR と退行は関係ないん

だということを，統計的に説明したんです。

MMR とは関係ないのですが水銀。DPT ワクチンに水銀（チメロサール）が入っているため，一部の人たちはその水銀が原因で自閉症になるということを現在でも言っています。これに関しては，疫学的に否定する論文があります。チロメサールを止めてからも自閉症が増えているということから，まだまだ議論が続いています。DPT ワクチンというのは 1～2 歳に接種しますから，もともとセットバックを起こしやすい時期と重なっています。しかし，親からみたら，ワクチンを打ったあとしゃべれなくなった，ワクチンが原因だということになります。もちろんリスクはゼロではないと思いますが，そういったことが言われているということを覚えておいてください。

ただ，ワクチン以外にも引越しとか，下の子の誕生とか結構昔から言われていて，昔から知られている現象です。自閉障害以外ではあまりなく，知的障害では少ないので，何らかの自閉症に関係した特性が背景にあるのだろうと思います。

11. 粗大運動スキル

発達障害というのは，運動は問題ないと思っているかもしれませんが，実はそうではなくて，結構不器用な子どもがいます。お座りとか，歩き始めの年齢の確認も大切です。歩き始めが極端に遅れるケースはそんなにいないと思います。そういった粗大運動よりも，三輪車とか自転車のような協調運動，それが遅れることがあります。三輪車を 3 歳で乗らなくて，乗ったけれどなかなかペダルをこがなかった。あるいは自転車を乗れるようになったのが小学校 4～5 年生とか，そういうふうに遅れることがあります。歩き方がぎこちなくヨチヨチ歩きをするとか，そういった不器用さはアスペルガーに多いです。カナーは，自閉症の子は器用で，どんなふうにも物を巧みに扱えると言ったわけです。アスペルガーは，アスペルガー症候群の子は不器用だと言ったわけです。自閉症スペクトラムには両方のタイプがいます。たしかにカナータイプのほうが，器用な子が多いような気がします。アスペルガータイプの子は不器用で，例えば三輪車に乗れなかった

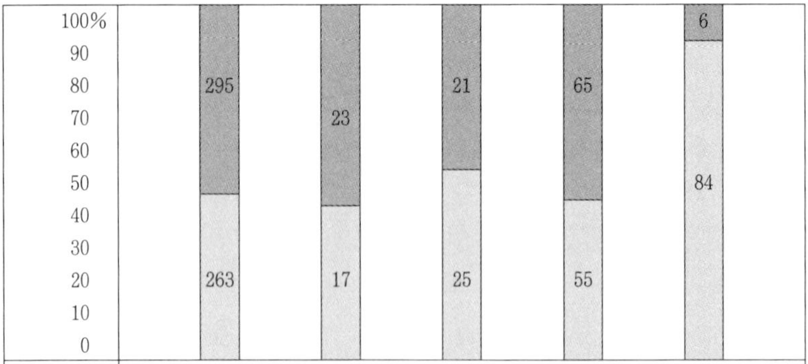

	全体	高機能東京	知的障害東京	高機能横浜	知的障害横浜
指摘されず	295	23	21	65	6
問題を指摘	263	17	25	55	84

図5-3　1歳半健診での指摘

とか，自転車に乗れないとか，ボール遊びが苦手だということが多いです。アスペルガーの人も走ったりとか泳いだりとか，そういった運動はちょっと苦手だという人がいます。バスケットや野球のようにボールを使う，あるいは複数でする，そういったものが苦手な人がいます。やっぱりバスケットとか，野球が苦手な子は運動のこと以外にルール，社会的なルールが理解し辛い，あるいは一度にたくさんの情報を処理し辛いということがあると思います。

12. 1歳半健診

1歳半健診での指摘ですが，これは2004年の資料です（図5-3）。一応ここは横浜になるので横浜以外，東京を比較しました。全体で見ると，1歳半で問題が見つかったケースは29.3パーセントです。263人で，大体50パーセント弱が問題を指摘されています。高機能で東京で指摘されたケースは，大体40パーセントです。知的障害を伴って指摘されたケースは50パーセント強です。問題は，横浜でも高機能で指摘された子が50パーセント弱ということです。知的障害と思われた子の90パーセント以上は横浜では指摘されています。やはり高機能に関しては，横浜でも結構いろ

いろなタイプがいます。この結果は，年齢層の高い人も含んでいますから，きちんと健診の制度ができる前のケースも入っているんです。それでも当時の横浜では，少なくとも知的障害を伴うケースはほとんど発見されています。東京の健診で，23区に限らず東京都に関してのことなのですが，データが46人しかいませんので断定的なことは言えませんが，46人中知的障害を伴う子でも，指摘されたのは25人しかいません。半分近くが指摘されていないのです。これは親の情報からとっていますから，実は専門家は分かっていて親に言い辛かったとか，そういうケースもたくさんあるのだろうと思います。それにしても，もう少し健診の質を高めたほうがいいと思います。私たちがこれを見ていると，やはり地域によって健診の指摘の方法が全然違います。母子手帳も解釈が難しくて，母子手帳に健康と書いているときに，これが身体的健康なのか，発達障害がないということを意味しているのか，それは誰も分からない。これらはこれからの課題であろうと思います。

13. 自閉症スペクトラムの早期兆候（表5-5）

1）PDP（Prot-Declarative Pointing）の不在

早期兆候について少しまとめて話をしたいと思います。

定型発達では，9～14カ月でPDP，原叙述の指差しという他者と注意を共有しようとする指差しが出現してきますが，その不在があげられます。原要求の指差しは自閉症の子でも見られることが少なくありません。

2）Gaze-Monitoring（GM）が不十分

視線モニターも問題です。大人の視線と同じ方向をみる。お母さんが「あれ」とあっちを見ると，子どもも大体「あれ」とあっちを見ます。これが9～14カ月，1歳前後で出現します。自閉症圏の子は小学生でも不十分な子がいるし，実は成人でも不十分な人がいます。

ごく最近の傾向だと思うのですが，学校等で，相手がこういう動き方をしたらこうする，相手が見た方向を見るんだというような教え方をしていることがあるようです。クリニックですごく特徴的な子がいます。私が受

表 5-5 定型発達との違い

- PDP
  - 原叙述の指差し
  - 他者と注意を共有しようとする指差し
  - 9〜14 カ月で出現
  - 不在が ASD に比較的特異的
      PIP (Prot-Imperative Pointing)（原要求の指差し）
          届かない物を指差して欲しがる―自閉症でもみられる
- GM
  - 大人の視線と同じ方向をみる
  - 9〜14 カ月で出現
  - ASD では小学生でも不十分
- ジョイント・アテンション行動の乏しさ
  - PDP
  - Showing
  - Gaze-Monitoring
- PP
  - 物の置き換えと実在しないものを何かの物や状況に見立てる遊び
      (Leslie, 1987)
  - 文化圏によらず 14 カ月までに出現
- PP の発達の遅れ（偏り）
  - 一般には 12〜15 カ月で出現
- 共同注意の遅れ
  - PDP の不在（PIP の存在）

　付のところへ行って，カルテを見ていると，向こうもカルテを見に来るのです。こっちがカルテを見ると，あっちもカルテを見る。「何で君は，そうやってぼくと同じ方向ばかり見るの？」と聞くと，「学校で習いました」と言うのです。

　たしかに相手の方向を見るということは，自然なことなのですが，1 回教えると途端に不自然になってしまう子どももいます。というのは，おそらく定型発達の子どもはどういうときに見て，どういうときに見ないかということは本能的に分かるのだろうと思います。例えば相手（先生）がカルテを見ているときに，自分がカルテを見たらおかしいということは，別に教えられなくとも分かるわけです。しかし，ただ教えられた子というのは，その判断がつかないので，私がカルテを見ていると，彼もカルテを見てくるし，私がお母さんのほうを見ると，彼もお母さんのほうを見る，とても不自然です。そのへんは，注意しなければなりません。

3）PP の乏しさ

イマジネーションの乏しさです。ふり遊び（PP–Pretend Play）も文化圏によらず通常 14 カ月までに出現します。見立て遊びがない，あるいは非常に遅れています。

4）共同注意の遅れ

共同注意の遅れ。これもシグマン（Sigman）に限らずいろいろな人が言っているので，ほぼ定説といっていいだろうと思います。

Showing というのは例えば工作ができたときにできたよと言って，お母さん見て見てと持っていく，こういった行動が乏しい。

14. M-CHAT

M-チャット（M-CHAT）というのはスクリーニングツールの一つです。定型発達の子どものチェックリスト，M というのはモディファイド，改訂版です。23 項目のことをお母さんにチェックしてもらいます。そのデータの取り方が少し変わっていて，お母さんが見逃すということでチェックだけだと分かりにくいため，ここである程度以上の定型発達，要するにスクリーニングに引っかかる可能性の高い人に保健士や看護士が電話をします。電話のインタビューで専門家がチェックするというやり方をしています。これらの定型発達の子の判別分析をすると，他者への関心，模倣，ジョイント・アテンション，Showing（興味のあるものを親に見せる），呼びかけの反応が分析によって出てくるわけです。アメリカの Robins らの研究です（**表 5-6**）。日本でも使用している地域が増えています。

15. 身辺自立を聞く

1）トイレット・トレーニング

身辺自立は，社会性は直接関係ないように思われますが，実行機能という自分でプランして実行するという能力や意識が必要なため，自閉症圏の子は遅れることがあります。

表 5-6　M-CHAT

判別分析によって得られた 6 つの早期兆候
－他児への関心
－模倣
－ジョイント・アテンション
ＰＤＰ（前叙述的指差し）
GM（視線モニター）
－興味のある物を親に見せる
－呼びかけへの反応

(Robins et al., 2001)

①現在の能力の確認。小学校 4～5 年くらいでも遅れていて，トイレが自立していない，あるいはときどき漏らしてしまう子が高機能の子にいます。高機能の場合には社会性の乏しさも，関係しています。

②排泄の自立の時期。

③夜尿。知的遅れがある子や知的に正常な子でも自閉症スペクトラムの子には結構あります。

④排便後の処理。つまりちゃんとトイレ後に拭けるかどうか，水を流せるかどうか。不注意のある子がいますが，トイレの水を流さないという子がいます。

⑤特殊なこだわり。たとえば特定のトイレやオマルを嫌がるとか，公衆便所などのちょっと不潔なトイレをすごく嫌がって，外ではトイレに行けないとか，学校のトイレには行けないという子がいます。わざわざオムツをして，排便を部屋の隅とかでする子もいます。年長さんや小学校 1 年くらいの子で，なぜかトイレでしないでウンチはオムツをすれば排泄するという子がいます。小学校 4～5 年生くらいになってもいますし，非常に不思議ですが，そういう子はたしかにいます。

2）食　事

①食事でお箸が使えるとか，現在の能力を確認します。

②着脱もそうですが，自分でできるのに人にしてもらいたがったり，お母さんにしてもらいたがるなどの受動性も関係しています。社会性の分類では受身型の子に多いと思います。能動性が乏しいということです。手先の能力の問題だけでなくて，能動性，受動性の問題つまり社会性の問題も

関係しています。

　③非定型的行動。これは偏食が多いのですが，中には固形物と液体が混ざっていることをすごく嫌がるという子がいます。例えば味噌汁みたいに，おつゆの中に浮かんでいるのを嫌がる子もいるし。時々いるのが，イチゴジャムが嫌だという子がいます。ジャムは，ツルツルした中に繊維が入っていますが，あの感触がとても嫌だという子がいます。「食べてみたら口の中でトロトロしたみたいな中に，糸みたいなのが入っていてあんなのよくみんな食べられますね」と言われて，そういえば気持ち悪いなとか，すごく納得することがあります。

　あるいは，食べ物に関心がない。これは食べようとしない，食欲がない。食べなさいというと，食べるけれど，なかなか食べない。定型発達の子にもいますけれど，自閉症圏の子にも時々います。

　過度の水分摂取，これはなぜか自閉症スペクトラムの子には多いです。薬を飲んでいる子は，薬物の副作用で喉が渇くということがありますが，薬を全く飲んでいない子でも，小さい頃からたくさん飲んでいて，たしかに頻度は高いと思います。

3）着　脱

　進んで自分で着ようとしない，これはプランニングか実行機能の問題です。実行機能はあとで説明します。これはカタトニアの場合も着脱ができないことがあります。あと社会性の問題も絡んでいることもあって，適切な衣類の選択が困難。就職の面接にTシャツとGパンで行ってしまうとか，あるいは卒業式にもそれで行ってしまう。あるいは逆もあって，毎日大学にネクタイをしていく。別に悪くはないのでしょうけれど，周りが変に思うといったことがあります。

4）清　潔

　清潔の概念が乏しい子もいます。あとは受動性が強くて自分から洗わないで，洗ってもらいたがる。感覚過敏のある子はシャンプーをすごく嫌がります。石鹸とかタオルも嫌がる。強迫症状がある子は手が汚れることをとても嫌がって，手が汚れると直ぐに何度も洗う。中には夏になると下着

を何度も変える子がいます。シャンプーも1回でボトルを1本開けるくらい，いっぱい洗うという子もいます。やたらに洗っていると，当然皮膚炎を起こして頭皮がツルツルになってしまう。それでもシャンプーをし続けるのです。清潔に関してのいろいろなトラブルがあります。

16. 家事スキルを聞く

　できれば，なるべく聞いたほうがいいです。これも社会性や模倣能力の実行機能に関係してきます。片づけとか掃除ができるか，調理とか組み立てができるか。能動性に関して言うと，1歳になってくると能動的になってきて自分で言わなくてもお父さんやお母さんの真似をします。そういった真似がなかったかということを聞いていきます。こういうことは，わりあいお母さんが憶えています。例えば二語文を話したのが何歳かということは憶えていないのですが，「小さいときにお母さんの手伝いをしたことがありましたか？」，と聞くと，「この子は1回もしなかった」というように，ごっこ遊びや手伝いとかそういうことは，親が年をとっても覚えていることが多いです。

17. コミュニケーションを聞く

1）理　解

　いわゆる三つ組です。コミュニケーションとか社会性について質問していきます。現在のレベルの社会性やコミュニケーションは，親御さんの情報でしかないですから。「この子は，言ったことは大体分かります」とおっしゃられても，そのときに，「2つのことをいっぺんにできますか？」とか，あるいは「箱を持ち出して箱の中にブロックを入れてと言って分かりますか？」，とか具体的に聞いていく必要があります。

　そうすると，お母さんがちょっと怪しくなってきます。怪しくなった場合，実際に子どもにやらせてみてチェックしてください（**表5-7**）。特別支援教育や療育を受けている子の中には，絵カードとかマカトンとか，そういった視覚的な支援を使ってコミュニケーションを勉強している子がい

第5講　自閉症スペクトラムの診断に必要な発達の知識と発達歴の取り方　105

表 5-7　コミュニケーション——理解

```
・現在のレベル
・様式（モダリティ）
　ー身体的プロンプト
　ー単純な身振り（例　指差し，手招き）
　ー絵あるいは絵のようなシンボル
　ー動作のまね（例　のどがかわいた時に何かを飲むまねをする）
　ー視覚的/手指を使うサイン言語（例　マカトン，サイン，手話）
　ー文字
　ー話し言葉
```

ます。そういった子は，絵カードなどでコミュニケーションが取れたりするので，そのことも聞いていきます。PECS（Picture Exchange Communication System）というものがあります。これも絵カードを利用したものです。

2) 表　現

表現ですが，過去に言語発達の遅れがなかったかどうか，オウム返しとか独り言があったかどうかを聞いていきます。アスペルガータイプの子は，過去にはオウム返しがなかったことが多く，カナータイプの子には多いようです。独り言は高機能の子でも，過去にはあったことが多いです。

18. 非言語性コミュニケーションを聞く

非言語性の行動。声の調子。甲高い子とか，同じトーンで話す子。本来の声とは違う声を急に出す子がいます。例えばクリニックに来ると，突然クレヨンしんちゃんの話になってしんちゃんの声になってしまい，クリニックを出ると普通の自分本来の声に戻っている，そういう子もいます。あと，アクセント，声，鳴き声や音の真似，これがとても上手な子がいます。例えば英語の発音が，別に誰も教えていないのにすごく本格的な発音をするとか，あるいは駅のアナウンスとか鳥の鳴き声の真似とか，とても上手な子がいます。上手すぎるのも，やはり偏りととります。あと表情が乏しかったり，演技的だったりします。ボディランゲージの使用も乏しかったり，異常に多かったりします。ジェスチャーを過度に使う子がときどきいます

表5-8 非言語性コミュニケーション

非定型的行動
語を使っている時の声の調子
本来の声とは異なる声を
アクセント，声，泣き声や音のまね
表情
ボディ・ランゲージの使用

（表5-8）。

19. 社会性を聞く

1）大人との関係

①困ったときに慰めを求めることの乏しさ。社会性に関することは，例えば友達はいますかと聞くことも大事なのですが，もうちょっと具体的に，「困ったときにお母さんに甘えてきますか？」とか，「自分が甘えたいときはどんな行動をとりますか？」とか，「嫌なことがあったときに，お母さんのところに来たがりますか？」とか，そういったことを聞いていきます。

②一方的な人への関わり。自分の関心だけを言うような一方的な関わり方。

③暴力に魅了されること。テレビの殺人事件の場面とか，医学ものだと手術の場面，そういったものに異常に関心を持つ子がいます。今いろいろな事件が報道されますが，例えばお母さんを毒で殺した少年，奈良の事件とか，ああいう犯罪報道に関して，異常な関心を示す。これはちょっと危険な関与です。いわゆるリスクアセスメントという意味でも，こういうことは確認しておきたいと思います。暴力は好きですかとは，なかなか聞き辛いので，私は逆の言い方をすることがあります。例えば「テレビの医学もので，手術の場面を見ると怖がりますか？」と聞くと，「いや，怖がるどころか大好きなんですよ」と，ちょっとこれは要注意だなとチェックします。

聞き方を少し工夫したほうがいい質問の一つです。

④興味や喜びを共有することの乏しさ。自分の関心とか記憶を共有することが，多いか少ないか。これも孤立型とか受身型の子には少ないのです

が，積極奇異型の子はむしろ自分の関心事を一方的に話す。電車の話を一方的にするとか，そういうことがあります。

⑤アイコンタクトの乏しさ，質の違い。チラッと見て自分の関心ごとに戻ってしまうとか，逆にジーッと相手を見ている。アイコンタクトも指導を受けている子，学校で指導を受けている子がいますから，ジーッと見たりします。それもやはり不自然です。

2）同年代との関係

①興味をもって自発的に同年代児を見つめた年齢。同年代への関心ごとですが，これも何度も言うように同年代との関係が社会性の指標として一番大切なのですが，興味を持って自発的に同年代を見つめるかどうか。他の子がやっていたことに関心ごとがあったかどうか。

②同年代児に自発的に関わった年齢。これは1歳で普通ありますから，3歳以降だと異常だということになります。同年代集団に自発的に一緒に関わる，遊びたがる。これも1歳くらいから遊びたがりますから，これが4～5歳からだとすると遅いなということになります。

③仕切るほうか，仕切られるのを好んだか。これは積極奇異型，あるいは受身型，孤立型の子との違いです。積極奇異型の子は仕切る方，受身型の子は仕切られる方，普通の定型発達の子は，仕切ることも仕切られることも上手に両方うまくバランスをとってやっているわけです。そのバランスがとり辛いのが，アスペルガーとか自閉症の子です。

④友情の質。これは，「友達はいる？」って聞くと，「いる」って答える子が結構います。でもそれが本当に友達かどうか聞いていかなければ分からないのです。「何人いるの？」って聞くと，「34人」と答える。「そんなにいるの？」「だって先生が，クラスメイトはみんな友だちだと言ってたんだもん」と。それはちょっと分かっていないなということになります。

⑤ペットへの態度。これは，ペットを可愛がる子はいいのですが，ペットを虐待する子がときどきいます。ハムスターを壁に投げつける子とか，猫のひげを抜いちゃうとか。そうするとこれは将来，リスクアセスメントという面では気をつけたほうがよいです。ペットを虐待すること自体より，その要因，何らかのフラストレーションが関わっているかどうかなどを検

討するきっかけとして大切です。

20. イマジネーションを聞く

1）現在のレベルまたは過去の到達レベル

　現在のレベル，例えばごっこ遊びとか家事の模倣というのは思春期以降ではしないですから，思春期到達後は，過去のことを聞いていきます。何歳くらいまでごっこ遊びをしていたか。小学校3〜4年生でもごっこ遊びをしていたというとちょっと問題があると思いますから，過去の例でどの年代で一番遊んでいたかを聞いてみます。

2）スキルの発達

　スキルの発達として，バイバイをした年齢を聞きます。それから，1人での単純な振り遊び。2歳になれば，ごっこ遊びで2つ以上の行動を示す。人形に食事を与えたあとに寝かせるなど。ちょっと複雑なごっこ遊びをしますから，それが2歳くらいまでにできていたかどうか。4歳になるときちんと他者，赤ん坊の役とか，お母さんの役になることができるようになります。いつも赤ちゃんの役だというと，これは少し偏っているなと思います。

3）非定型的行動

　想像的活動がどの程度できるのか，それをお母さんとどの程度共有しているか。親と一緒にごっこ遊びを共有するということは，親が子どもと遊んでいるわけで，それはお母さんが子どもに合わせています。大事なのは子ども同士でどのくらい共有したかということです。

　好奇心の質。好奇心があるかないか。あるといった場合に，その対象が大事になります。他の子に関心はないけれど，ひたすら恐竜に関心があるとか，ひたすら鉄道ばかり見ていた，他の子が遊ぶことには関心がなかったというと，その好奇心の質が偏っているということになります。振り遊びが反復的だった。振り遊びをずっと何回もしている。それもやはりちょっと異常です。反復的に役を演じることがあった。いつも赤ん坊の役ばかり

表 5-9 反復的な常同行動

・飛び跳ねる
・手や腕の風変わりな動き
・ひとりでぐるぐる回る
・ロッキング
・複雑な運動
・つま先歩き
・チックのような動き
・金切り声やその他の奇妙な声

しているとか，頻度があまりに多ければ偏りと捉えたほうがいいと思います。

21. 反復的な常同行動を聞く

飛び跳ねとか，クルクル回り，ロッキング，つま先歩きとかいろいろあります。こういった運動があったかどうかを聞いてみます。ただ，高機能で思春期以降の子は親の前ではしない。あるいは，人，友達の前でしない。だから本人に聞くと，実はやっていますということがあります。ここに書いてある行動は，いわゆるローファンクション，カナータイプの子に多いのですが，高機能の子でも隠れてやっていることがあります。ジャンピングとか，ロッキングは，普段はやっていないけれど興奮するとやるという子がいます。例えば運動会で1等賞を取って表彰台に乗ったと，そのときにロッキングをしだした，あるいはジャンピングをしだしたということがあります。緊張をした状況とか，興奮した状況のことを聞くとよいでしょう（表5-9）。

22. 絵と文字について聞く

いつ頃字が読めたか，自閉症の子，あるいはアスペルガーの子はハイパーレキシアといって，普通しゃべるよりも前に読めたり書けたりする子がいますから。話すのと読むのとどっちが早かったか，読むほうが早かったというと，ちょっと発達に問題があるわけですね。

23. 注意と多動を聞く

　自閉症圏の子，特に高機能の子は ADHD を合併することが非常に多いです。注意の集中時間を聞いていきます。大事なのは本人が好きな行動，例えば DS を 1〜2 時間でもやっている（ゲームをやる子は多いですよね），好きな本を何時間でも読んでいる。だから注意の集中には問題がないと思っているお母さんがいますが，そうじゃなくて，それもこだわりの一種ですが，本人が選んだ活動ではなくて大人から与えた活動を聞いています。例えば学校で工作しましょうというときにどのくらい集中できるか，ここがポイントになります。自分の好きな行動には集中をしますから，そうじゃない一般的な行動にどの程度集中するかどうかを聞いている。あと多動性，そういったことを聞いていきます。

おわりに

　発達障害では，発達期に特性が明らかになります。自閉症スペクトラムに関していうと，1〜2 歳までに特性が明らかになることが普通です。問題は ADHD です。ADHD の子どもが，何歳から特性があるかというのはたしかにいろいろあると思うのですが，ティピカルな ADHD の子どもが少なくとも児童精神科の外来を幼児期に受診するということは，実は非常に少ないんじゃないかと思うのです。ADHD だと言ってきた子のかなり多くを私たちはアスペルガー，あるいは高機能自閉症と診断しています。これは科によってたぶん，違うかもしれません。小児科の先生と話していると，小児科にはそういった特性のないピュアな ADHD の子どもが来て小学校くらいで治っちゃうんだといわれると，小児科ではそうなのかと思うので難しいです。

　アメリカの ADHD などは，かなり自閉症スペクトラムが混じっていると思います。バークレー（Russell A. Barkley）というアメリカの ADHD の専門家がいますが，バークレー先生と自閉症との鑑別についてあるシンポジウムで話したときに，「自閉症の子は他の子に関心がない。ADHD の

子どもは関心がある。だから簡単に区別がつくよ」、とおっしゃったのです。ということは，バークレー先生はウィング先生のいう積極奇異型の子を自閉症とは診断しないわけです。ですから，ADHDとアスペルガー，自閉症スペクトラムの関係はなかなか難しいと思います。診断基準を統一しなければ，なかなか議論が定まらなくて，同じ症状をみてどう診断するかということを議論していかないと，臨床科によってかなり範囲が違うのではないかと思います。現在と過去は繋がっているし，過去と未来も繋がっている。ですから現在の診断を下すときには過去を知らないと正確に診断できないということです。私たちは発達歴と現在の状態を知ることが，支援に繋がるのだと考えています。

第6講 自閉症スペクトラムの理解に必要な心理学

はじめに

　自閉症スペクトラムというのはご存知のように発達障害で，脳の機能障害もあるわけです。それが実際，発達期に偏った行動に現れる。脳と行動の間に，認知ということを考えます。脳の異常が認知発達の異常という形に現れ，それが行動の異常になって現れる。認知というのは，脳の中で起きていることですから目には見えないわけです。ですから歴史的に見ると最初は精神力動的な考えかた，そのあと行動分析的な考え方が強くなって，現在はどちらかといえば認知的に考える人たちが増えてきているわけです。

1．自閉症の認知障害

　まず，視覚による理解が聴覚よりも優れている。これは多くの自閉症で見受けられます。前述しましたが，アスペルガータイプの場合であっても，高機能の場合であっても，視覚の強い人のほうが圧倒的に多いです。テストの結果は，VIQがPIQより強いという場合でも，言語性IQが100の場合でも実際の臨床の場面では視覚のほうが強いことのほうが多いです。ですから，VIQの強い子にも視覚支援を使っていきます（表6-1）。

第6講　自閉症スペクトラムの理解に必要な心理学　113

表6-1　自閉症スペクトラム・発達障害の人がもちやすい特性

○認知発達の異常（均等でない発達）
　―視覚による理解＞聴覚により理解
　―計画して実行する力の弱さ（実行機能障害）
　　・自閉症スペクトラム・ADHD
　―状況を考慮して判断する能力の弱さ（心の理論障害）
　　・自閉症スペクトラム
　―注意の障害
　　・自閉症スペクトラム・ADHD

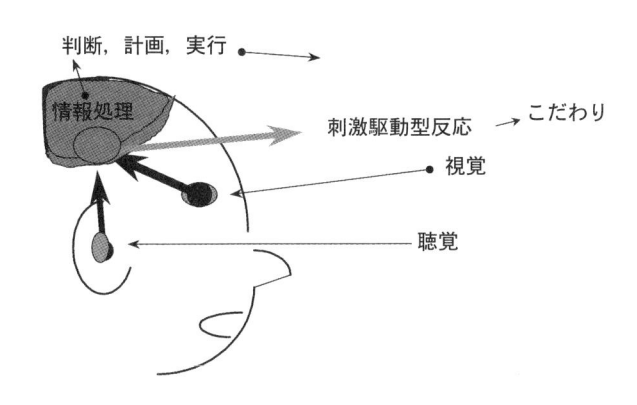

図6-1　自閉症の認知障害

2. 心の理論障害

　相手の心を読む能力の弱さ，心の理論障害ですが，これも自閉症スペクトラムの人は弱いといえます。この理論は最近自閉症以外でもいろいろな研究がされていて，例えば統合失調症でも障害されているとか，あるいは認知症でも障害が強いとか，いろいろなことが言われています。注意の障害は自閉症スペクトラム，ADHDにこの問題があるといわれています。

　認知障害を親御さんや学校の先生に説明をするときに，こういった絵を使って，思いっきり視覚を使って説明をしています（**図6-1**）。こういう説明をすると，よく分かってくれると思うので。われわれがこの情報をよむときに五感から得るわけですが，やはりメインは視覚と聴覚です。目から入る情報と，耳から入る情報があって，その情報を処理している。その情報を処理した結果を踏まえて，われわれは判断をして何らかの計画を立てて実行していく。そういったことを普段無意識にやっているわけです。

自閉症の子どもも，こういうことを基本的にやっているわけですが，彼らの特徴はまず目から入る情報が多い。だから目のほうを太く書いています。尚かつ，刺激駆動型反応，Visual drive reaction という言い方をしますが，目から入りますから，ビジュアルつまり視覚に情報が入ってくるとそれに駆動されてドライブがかかって反応する，それがこだわりに繋がっていくということが非常に多い。具体的にいうと，例えば換気扇が好きな子は換気扇が目に入るとすっ飛んで行く。目の前に車が通っていようが，みんなで一緒に歩いていようが，そういった判断をする前に刺激に駆動されて行動をします。

そういったこだわり行動に対して，認知的にいえば刺激駆動型判断に対して，われわれ大人が何をするか，お父さんやお母さん，学校の先生が何をするかというと，まずお説教なわけです。「危ないでしょう，事故にあったらどうするんだ」，と。それは定型の子どもには正しい方法ですが，もし自閉症の子どもで認知障害を仮定する場合にはあまり意味がない。要するに刺激に駆動されて反応しているわけだから，それより高次の情報処理の部分にだけ働きかけても駄目なわけです。反射的に行動するわけです。だからケースによっては，子どもによってはそういうお説教はまったく意味がない。

もちろん全部がそうではなくて，年齢が高くなってきてIQの高い子であれば刺激による駆動が減って，情報を処理する能力が強くなっていく。そういう量的な関係ですから，意味がないというわけではないですけれども，例えば4〜5歳のカナータイプの自閉症の子にいくらお説教をしても無駄ですから。そうした場合には刺激による反応なんだから，刺激をとらなければいけない，情報を制限することで考えなければいけないということです。こういう言い方をすると，「でも世の中厳しいからとか，それは社会では通用しない」，という人もいます。自分でコントロールできなければいけないという人に，「やはり自分でコントロールできない，体が行動上コントロールできないこともあるんだ」と申し上げます。それでも納得しないという方には，「分かりました，自分で自分の行動をコントロールできますね？」と言うと，「できます」とおっしゃる。それで一番簡単なのは，膝蓋腱反射です。足を動かないようにしてくださいと言って……,

当然反射ですからポンとなりますよね。それで、「ほら、自分の行動をコントロールできないじゃないですか」と申し上げることがあります。たまに使ってください。しょっちゅう使うと嫌われますから（笑）。

　視覚、聴覚。視覚的情報処理のほうが、聴覚的な処理よりも得意なことが多いです。これは具体的にどうするかというと、言葉による指示は少なめにする。言葉だけ多いとかえって混乱すると思います。これは、高機能でも同じです。文字、絵、写真などによる指示を多めにする。目から情報を伝えていく。これはとても大事なことです。（第7講参照）

3. 実行機能障害

　実行機能（Executive function）障害という言い方をしますが、管理機能とか遂行機能と訳す人もいます。プランを立てる、組織化する、オーガナイズする能力の障害ということです。実行機能は、自閉症スペクトラムの人は苦手なことがあります。ADHDや認知症、統合失調症でも実行機能が弱いということが言われています。

　例えば、どんな順番で物ごとをやっていくかの順序付け。衝動コントロール。違うことをしたくなった時に、それをちゃんと抑えられるかどうか。認知セットの転換。例えば計算問題があって次が感想文だとすると、計算から感想文に頭を切り替えなければいけないのですが、その切り替えができるかどうかということです。

　衝動コントロールに関していうと、例えばみなさんは10時にこのクリニックに来るために、どういう順番で物事をやるか前の日に検討したかと思います。朝8時に起きるために、目覚ましをセットするとか。どの予定で行動するか考えて、お金を準備する、あるいは経路を調べる。そして来てみたら、途中でバーゲンのチラシが目に入った。バーゲンに行きたいなと思ったけれども、その衝動を抑えてこっちに来た。それは衝動をコントロールしたことになります。ここに来るまでは、移動に対して認知機能が働いているわけです。どうやって移動するか、認知が働いている。しかし、ここにいったん着いて、講義が始まったら、移動のことは1回忘れて自閉症の話に認知を転換する。そういう流れになっているわけです。これはで

表 6-2 実行機能障害

- 組織化する能力の障害
  - 順序付け
  - 衝動コントロール
  - 認知セットの転換
- 予測できないこと，順序がわからない（覚えられないこと）が不安の原因になり問題行動につながる
  - デイリースケジュールの使用
- 特定の活動を組織化できない
  - ワークシステムの使用

(Oznoff, 1995)

きている人は意識していないけれど，この能力が乏しいと意識しなければならない。自閉症の子に，こういう実行機能障害が多いです（表 6-2）。

対人交流の場面では心の理論の障害，イマジネーションの障害が問題になってくるのですが，日常生活において問題になるのがこの実行機能の問題です。こういう実行機能の障害があると，予想外の事態に弱く，予想外のことが起これば，その場でまた実行機能を一から働かせてプランを立てなければならない。実行機能が弱いと，経験的に分かっていること，同じことをやりたがることになります。違う状況になると，どうやったらいいのか分からない。慣れ親しんだ状況がいいということです。いつもと違う状況，新たな状況に，どうしていいか分からなくて不安になるわけです。したがって，この不安の原因をとってあげなければならない。そのために，スケジュール，ワークシステム，視覚的な支援を使っていきます。

4. 視覚指示

1）視覚指示（ジグ）

特定の場所で何をするか分からない，例えば何かのパッケージングができないといったときに，ワークシステムや視覚的な支援を使います。

ジグというのは，シルエットという意味です。**写真 6-1**は旅行セットをパッケージングする課題です。石鹸のケース，歯ブラシのケース，歯磨き粉のケースがあります。これをパッケージしていけばいいのですが，どういう順番で何を入れたらいいのか分からないという子がたくさんいます。

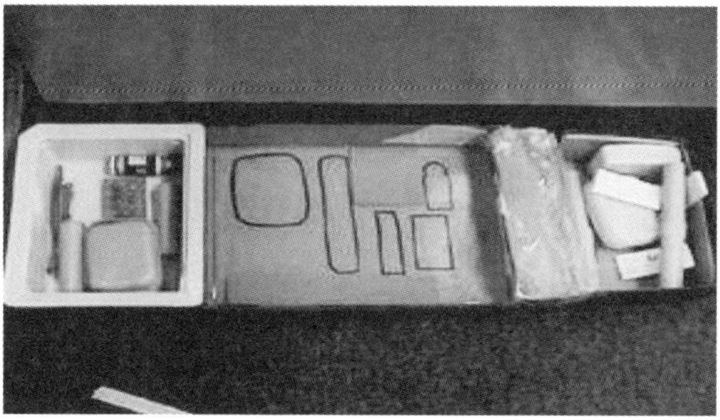

第6講 自閉症スペクトラムの理解に必要な心理学 **117**

典型的な視覚指示（ジグ）：全体の意味がわからなくても部分の処理で結果として仕事が完成する
写真6-1 パッケージングする課題

例えば，石鹸のケースを2個もってきてしまう子がいます。しかしこの場合，このシルエットに合ったものだけを入れればいい。視覚的指示です。全体的に本当に知的に高い子であれば，旅行に行くときには歯ブラシと石鹸は1個でいい，石鹸は2個はいらない，2個だとかさばってしょうがないと，頭で考えれば，こんなものはなくてもできるわけです。それが頭で考えられない，ピンとこない，データが統合できない場合に，とりあえずシルエットに合わせて，合ったものを全部入れればこれで完成ですよというのがこのジグです。部分の処理で，形のマッチングさえできれば仕事ができる。そういった支援も時には必要です。

2）ワークシステム

ワークシステムというのは，ある特定のエリアで複数の課題を1人でするための支援方法です。1人でできることが重要なのは，職場ではもちろん，学校場面でも先生が一対一でずっとついているわけではないからです。一対一でつけないときに，自立できる課題を1人でやっていかなければならない。こういうときにワークシステムを使う場合，先生はどうするかというと，いちいち声をかけるんです。「はい，これが終わったら，これだよ」と。でも，いちいち声をかけるというのは非常に不安定です。先生は大体1人で数人以上を見ていますから，ずっと見ていたら声をかけてくれるけれども，声をかけてくれないときもある。そうすると，子どもはどう

- 特定の場所で何をするか
- 順序づけの能力を補う
- 自立度を高める
- 変化への適応を容易にする

図6-2 ワークシステム

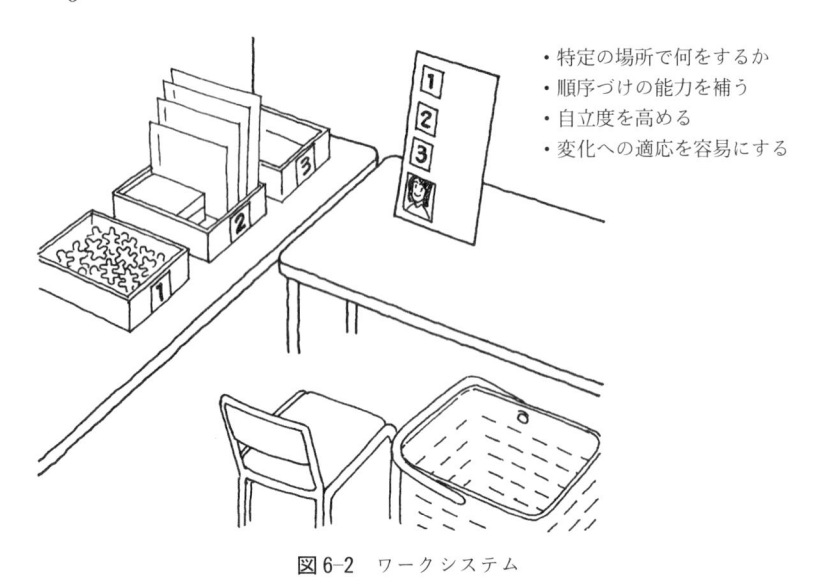

したらいいか分からなくてボーッとしてしまう。そういうときに問題行動が起きやすいのです。自傷したり，奇声を上げたりします。こういうワークシステムを使うことで，子どもが複数の課題を1人でこなしていくわけです（図6-2）。

　具体例をあげると，かごの中に課題を入れていきます。目の前の白いボードに1～3番のカードがあります。子どもは1番のカードをたてかけてあるボードのところから取ります。取って，1番のかごにマッチングする。マッチングしてカゴを持ってきて，目の前の机に持ってきてその課題をする。終わったらフィニッシュボックスといいますが，下のカゴに入れる。フィニッシュボックスに入れるということで終わりと分かります。次に2番のカードが残っています。2番のカードを取って，今度は2番のカゴにマッチングします。終わったら3番のカード。最後に先生の写真が貼ってあります。先生はまだ違う子を見ています。終わったら先生のところに行って，「先生できました」という。すると先生が，次エリアは遊びのエリアだよとか，ワークだとか，次のエリアを指示していく。そうするとこの同じエリアの中で1人で，複数のことをこなしていく。視覚的指示を使うほうが子どもは先生の指示に頼らなくてもいいので自立して動けますし，先

生もずっとはりついている必要がなくなります。
　数字のカードは，どういう順番でやっていけばいいかということを，視覚的に指示をできる。いちいち先生に頼らなくていいから，自立度を高めていくことができます。自閉症スペクトラムの子どもは，変化に抵抗しますので，ある課題から何かに移るときに嫌がることが多いのです。こういった視覚的なカードで，1～3番の順に書いてあると変化抵抗をかなり弱めることができます。私の経験でも言葉で，「次の課題はこっちだよ」と言うよりも，「ほら，次の課題は2番でしょ」と言ったほうが，子どもははるかに変化に柔軟に対応します。これは自閉圏の子どもの方が意味があります。自閉症の子はカード，視覚に対するこだわりがありますので，次々にやってくれます。自閉症があまり入っていないADHDの子とかMRの子どもは，あまりそういうこだわりがないのでスケジュールがあまり効果がないことがあります。この効果は自閉症の子どもが一番あります。

3）スケジュール

　写真6-2は重度の子向けのスケジュールで，絵で書いてあります。最初の絵には机の絵が書いてあります。勉強，遊び，次がまた勉強です。次はちょっと見えないけれど，ジョギングの絵が書いてあります。遊び，次が勉強，今度は散歩，また勉強。1日の予定をこれで子どもに伝えています。ワークシステムは特定の場所ですることを伝えます。スケジュールは，場所を伝えています。どこで何をやるか決まっていますから，どこの場所に行くかということを伝えています。これもやはり実行機能を補うことになるわけです。補う環境を提供しないと，1日の活動をオーガナイズすることができないので，こちらでオーガナイズしてそれを伝えてあげるわけです。活動を順序づける時にどういう順番でやっているかということが混乱するので，それを補うわけです。
　例えば遊んでいるときに，あるいはどこかへ行くときに先生がスケジュールをチェックしなさいといって，スケジュールにカードを挿します。この子の場合は赤のカードがスケジュールをチェックする合図になっているので，赤いカードに挿すのです。名前が書いてあるので，「タロウ君これ持っていきなさい」というと，自分の赤いカードを持って，トコトコとスケジュー

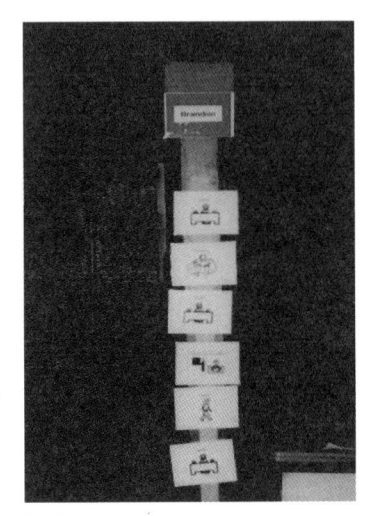

○実行機能障害を補う
  ・予定（期待されている活動と場所）
  ・予測できる環境を提供
  ・1日の活動を組織化する
  ・順序づけの能力不足を補う

写真 6-2　スケジュール

ルのエリアに行って，自分の赤いカードの一番上を見ます。そして上から取っていくわけです。それに勉強の絵が書いてあるから，勉強だと思って勉強のエリアに行く，ということをするわけです。そうすると子どもはこのスケジュールのエリアに来ると，勉強が何回あって遊びが何回あって，そういう1日の流れが分かる。

これはもちろん，言葉でも伝えることができます。最初に勉強があって，遊びをやって，それから勉強ですよと。しかしそういった言葉の順番は，メモリーに残らないわけです。その順番を記憶するメモリーが乏しいので視覚的に外的に提示する。自閉症の子は頻繁に順番で混乱します。だから順番のメモリー（シークエンシャルメモリー）が，そのシークエンスを記憶することが弱い。それを視覚化して順番という見えない概念を，上から下という空間的な位置関係に直すと，子どもは予測がつきやすくなります。

5．注意の障害

1）注意移行の障害

注意の問題もあります。自閉症の子によくある注意障害は，注意移行の

障害です。注意移行とは，あることに焦点を当てることからはじまります。みなさんはさきほど，スライドに焦点をあてて見ていました。次に私が話し出して，こんどは焦点を私に移しました。そしてふたたび焦点を移してスライドに……としてきました。これはカリフォルニア大学サンディエゴ校のクーチェスン（Eric Courchesne）という人が提唱した概念です。彼は自閉症の小脳障害説を発表しています。自閉症の子は小脳が萎縮しているということを最初に言ったのがクシュイヌです。それには今でも議論があります。注意の移行がスムーズにいかない障害，例えばこうやってスライドが変わっているのに，前のところを一生懸命考えていたりするのが自閉症の子どもです。前述した小学生の男の子も積み木課題が終わって，次の課題にいっても積み木をやろうと言ってましたね（第4講 D くん参照）。あのとおり注意の移行が悪いのです。

　自閉症の子は1回何かに注目してしまうと，そのことからなかなか注意が離せない。例えば勉強をしに教室に入ったら換気扇が目に入った。ずっと換気扇を見つめてしまって，なかなか先生のいうことに耳を傾けようとしない。だからといって先生が叱ってもそれは意味がないことです。1回換気扇に注目してしまったら，なかなか目が離せないことが分かっているのなら，換気扇に注意が向かないように方法を変える。例えば換気扇にカバーをつけてしまうとか，そういうことが必要です。

2）注意の持続の障害

　次に注意の持続です。これも ADHD でもいますけれども，注意を持続することができない。

3）選択的注意の障害

　必要なことに焦点をあてる。全体にいろいろな刺激の中で何が大事かということが分からなくて，重要なことに焦点を当てる力が乏しいことです。これが選択的注意の問題です。このように，注意の問題は多岐にわたります。

4）注意障害の対策

どんな状況でも自閉症スペクトラムの人がまず何に注意をエンゲージするかということを，早く知ることです。エンゲージというのは日本語に訳しにくいのですが，何かに注意をエンゲージさせる・従事させるということなのですが，1回エンゲージするとなかなかディスエンゲージできない，または離せない。われわれは，できれば子どもに生産的な活動とか，勉強，学習，遊びにエンゲージさせたい。でもそのエリアに，例えば勉強なら教室にいろいろ他に魅力的な用具があると，子どもはそっちに1回エンゲージしてしまう。するとなかなかディスエンゲージできないから，その方法を考えましょうということです。ディスエンゲージするため，叱責や説得，あるいは無理やり引っ張ったりしてはいけない。そういう状況を作らなくするのが目的です。そういった工夫をスケジュールや学習に反映させます。物理的な環境の構造化も大事です。物理的に子どもの目に入るものを，子どもが混乱しない刺激に変えていく。しかしタスクがつまらない，課題がつまらない，課題が子どもの興味に合ってない，子どもの能力に合っていないとなると，なかなかエンゲージできない。したがって，適切な課題の設定が大切です。

最近の学校はオープン教室がとても増えています。オープン教室というのは，教室の壁がないんです。となりの教室との壁はあるのですが，ろう下との仕切りの壁がありません。隣の部屋の先生もどんどん入ってきます。その中では自閉症の子どもはなかなか刺激が多すぎて，混乱しがちです。学校で，発達障害の子が多くて大変だというなら，なぜオープン教室のような学校を作るのだろうかと思うのですが……。発達障害の子にはかなりシビアだと思います。何とか止めて欲しいと言っているのですが難しいようです。

注意の障害があるために，注意の切り替えが苦手で，同じことに注意を払い続ける。前のこととは変わっているのに，前のことに注目していることがよくあります。学校の中だと，次の授業が始まっても前の授業のノートを取り出したままにしたりします。注意の持続が苦手で，45～90分の授業では考えごとをしたりする。あるいは忘れ物とか，提出物を出さない。先生が明日これを持って行きなさいよと言っても，それを聞いていない。

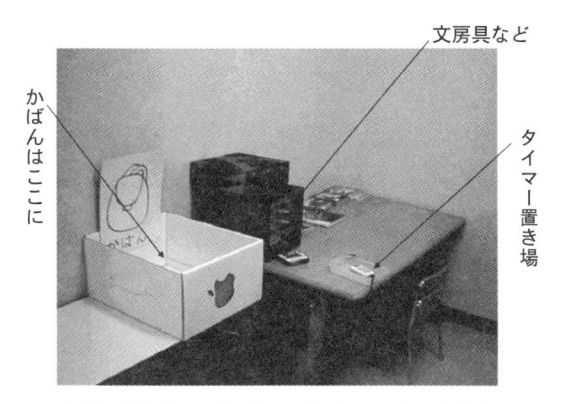

第6講　自閉症スペクトラムの理解に必要な心理学　123

最初から置き場所を決めれば注意のシフトで悩まない
写真 6-3　構造化の例

　注意の選択が苦手でざわざわしたところだと，先生の言うことを聞き分けることができないということがあります。

　クリニックでの構造化の例です（**写真 6-3**）。例えば，最初からもう置き場所を作ってしまう。帰宅してカバンをどこに置くかでおろおろしてしまう子どもがいるとします。カバンをどこに置くかで，困ってあちこち部屋を見回しているうちに，おもちゃ何かを見つけて遊びだしてしまって，なかなか勉強をしない。そういう子のために，カバンはここという形でリュックの絵を書いたりします。この子はタイマーを使う子だったので，タイマーの置き場所もプラスチック容器で作って，文房具などもケースを作ってその中に入れています。そうすることで置き場所を最初から決めておくと，注意の混乱が生じることがない，集中してそれをきちんとすることができる。これは単純なことですが結構大事です。ビジュアルに提示するとドライブもかかるので，こういうふうにカバンと書いてあると，ここにどうしてもカバンを置きたくなります。いつもお母さんと来るんですけれど，その日に限ってお父さんと来て，そのお父さんがここに入ってくるなり自分のカバンをここに置いちゃったんです。子どもは自分のカバンを入れる場所がなくて，おろおろしちゃって。そのことをお母さんに話したら，「お父さんも同じ傾向があるんですよ」といっていました（笑）。

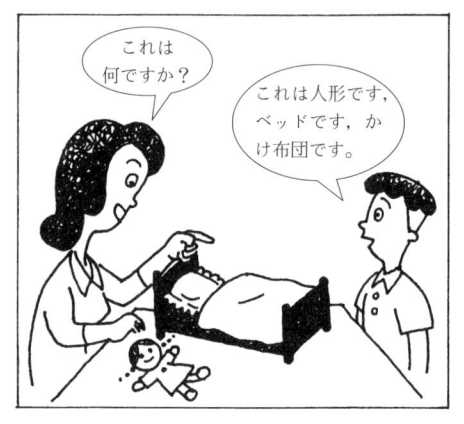

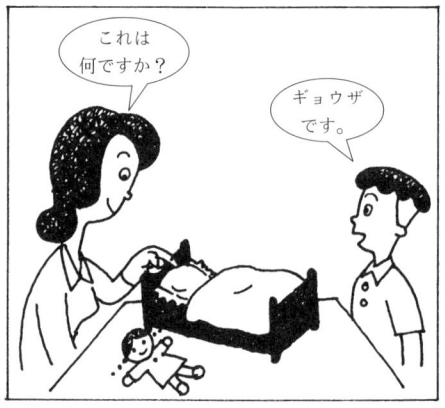

図6-3 中枢性統合

6. 中枢性統合能力の障害

　中枢性統合能力とはフリス（Uta Frith）という人が提唱した概念で，全体の状況を考慮してものごとを理解する能力を言います。自閉症スペクトラムでは，状況を考慮して判断する能力の弱さ，部分を統合してひとまとまりの意味を持つ全体として認識する能力の弱さがみられます。中枢性統合能力が障害されると，全体を無視して部分に注目しやすい。あるいは，ある状況下で学習したことが，他の状況で応用することが苦手になります。

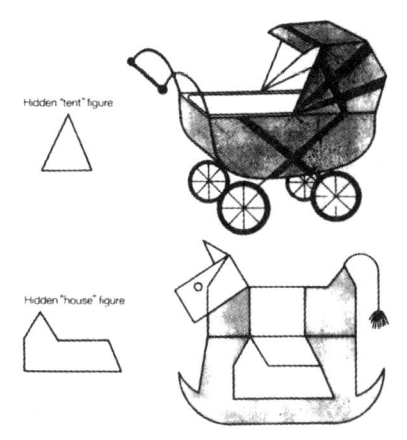

第6講　自閉症スペクトラムの理解に必要な心理学　125

図6-4　乳母車と木馬

　具体的にはこの絵（図6-3）を見ていただければ分かると思いますが，先生が子どもに向かって，「これは何ですか？」と聞いています。そして子どもは，「これは人形です，ベッドです，かけ布団です」と答えています。最後に先生が子どもに向かって，枕を指して，「これは何ですか？」と聞いています。子どもは，「ギョウザです」と答えています。実際にはギョウザが置いてあります（原版ではこれはラビオリですが，日本語訳にあたりギョウザにしています）。私たちはラビオリ（ギョウザ）が置いてあっても周りの状況を見てしまうと，それがラビオリであっても枕に見えてしまいます。私たちは周りの状況でものごとを判断するため，いかにも枕のように置いてあったら，枕に見えてくる。それが普通ですね。しかし，自閉症の子は枕ではなくて，本当にあるものを具体的に「ギョウザです」と答えています。周囲の情報にも左右されずに正しいことを正しく言う。こういった能力は，ある意味科学者としては優れています。多数派は社会的場面で，多くの人がこれは枕に見えてしまうのですが，実際にはまちがっています。少数派は，多数派の中では空気が読めないとか，状況が読めないというふうに見えてしまいますが，正しい認識をしているのです。
　フリスはジグソーパズルの研究もしていて，絵がなくても自閉症の子どもはパズルができると言っています。自閉症の子はパズルを裏返しにして，真っ白でも構わずできてしまう。健常の子は絵の情報を頼りにして合わせ

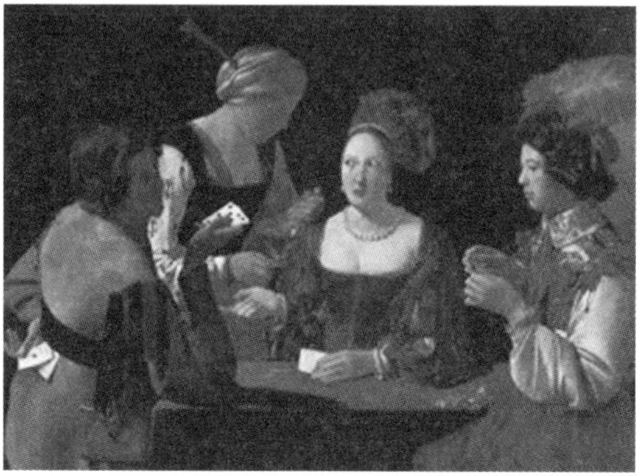

写真 6-4　いかさま師

るので，絵を見ないとできない。自閉症の子にとって，断片は絵の一部になっても断片としての意味をもつのです。そういう子が1回出来上がってしまうと，絵全体しか見なくなって断片の意味がなくなってしまう。というのは，自閉症児たちはあくまでも断片として捉えているということです。

　図 6-4は，「この三角形がこの乳母車の中のどこにありますか，下の馬の中のどこにありますか」という問題です。定型発達の子どものほうが成績が悪く，自閉症の子のほうが良い結果が出ます。なぜかというと，自閉症の子は乳母車とか木馬とかつまり全体を見ていないから，どこにこの三角があるかということをスキャンしてパッと見つけるため早く見つけます。三角が幌の部分にあるのですが，こういうスキャンは，自閉症の子どものほうが早くできます。

　写真 6-4はフリスの本の表紙です。これはジョルジュ・ド・ラ・トゥールという人の『いかさま師』というタイトルの絵です。この絵を見て，どんな状況にあるかを説明させるのです。正解を先に言ってしまうと，左の男がエースを2枚隠しています。真ん中に立っている女性と座っている女性がいて，座っているほうは特に人相が強調されていていかにも悪そうですね。この右側に座っている若い男は，いかにも世間知らずで着ているものも派手で，貴族の息子でしょうか。三人で貴族の息子を騙そうとしています。この『いかさま師』という絵は，三人がグルになり若い男から金を巻き上げようとしている……，そんなストーリーの絵です。

表 6-3 状況を考慮して判断する能力の弱さ

- 全体の状況を考慮して，物事を理解する能力
- 部分を統合して，一まとまりの意味を持つ全体を認識する能力の弱さ
- 中枢性統合能力が傷害されると全体を無視して部分に注目しやすい
- ある状況下で学習したことが，他の状況で応用しづらい

　自閉症スペクトラムの人がどんな反応を示すかというと，「この絵はどういう意味？　どんなお話？」と聞くと，「真ん中に座っている女性は，ダイヤの首飾りをしています。おそらくダイヤは28粒あります」とか，「立っている女性は侍女ですね，ワインを持っている。」たしかにワインを持っていますが，そういった全体の意味とは無関係な，ストーリーとは無関係な部分に注目してしまう傾向をフリスは指摘したのです（**表 6-3**）。

7．有意味性へ

　有意味性（meaningfulness）。自閉症スペクトラムの人は状況理解が困難で，複雑な特に社会的場面での状況を判断するのが難しいのです。フリスによると，定型発達では意味へのドライブがあると，何とか意味を捉えようとする，断片的な情報を集積して，全体として意味のある情報に構成します。これは本能的に身につけている能力ですが，自閉症スペクトラムは意味へのドライブが弱い。断片は断片なままで，個別に理解する。相互の関係を統合して理解する傾向が乏しい。いわゆる，木を見て森を見ない状況になりやすいのです。
　こういった傾向にあるわけですから，複雑な対人場面で相手の意思とか，意図を瞬間的に判断するのは，たぶん難しいのだと思います。環境を操作する，あるいは情報を少なくして分かりやすく整理して，少なくとも発達期においては情報を理解できる場面を増やしていくことが大切だと思います。
　こういう情報を本などで読んで，本人が，「私の目標がわかりました」とおっしゃって苦手なことから手をつけようとします。そして会社で，昼休みに少人数で雑談を試みるのですが，「雑談をしているときに，私は楽しくない。よく分からない。どういうふうにすれば，雑談が楽しめるよう

になりますか？」と聞いてきます。そういう人には，それは目標設定が違う，「なかなか雑談を楽しむようには，ならないと思うよ」と正直に言います。そして，「雑談をするのではなくて君はその時間は読書をする，あるいは散歩する，そういった交渉を上司とするほうがいいでしょう」と申し上げます。「別にみんなのことは嫌いじゃないけれど，私は散歩したいから散歩してきます」とか，あるいは「読書をしたいです」と。こういったふうに，無理なことはやらない，無理はしない，そのほうが実際的だとお話します。もちろん，納得しない人もいます。

8．ワーキングメモリー

　自閉症スペクトラムの人にはワーキングメモリーが弱い人がいます。ワーキングメモリーとはどういうことかというと，オンラインon lineの現在進行形で，例えばある事柄を，常にいつでも思い出せる状態で保持する。生きた記憶です。ワーキングメモリーの達人として，同時通訳の人がすごいなと思います。同時通訳をする人というのは1回聞いて頭に保持して，それを保持しながら日本語にしてまた出していく。その間にまた次のことをしゃべっているわけで，それをまた保持して，またしゃべって，日本語に変換して表現をする。いつもオンラインの情報を保持しながら，情報を処理しているわけです。翻訳は文書に訳すときは，何かを見るわけですからワーキングメモリーを使わないわけです。文章が訳せているのに，同時通訳ができない人はたくさんいます。普通の会話はできても通訳ができない人もいます。それはワーキングメモリーが強いか，弱いかの問題が関係しています。

　ワーキングメモリーの不全の例を挙げてみましょう。お湯を沸かしているときに電話が鳴る，受話器を取って話しだして，お湯を沸かしていることをすっかり忘れて，やかんがカンカンになってしまうことがあります。頭の隅で覚えていることができない。情報の保持と処理を同時に行いながら，次々と仕事を計画的に遂行するときに必要なのです。例えば，繰り上がりのある暗算で，7+6＝？　ということをいわれて，7+3＝10だとか3くり上がるとか。そういうふうに頭の中にメモする。それもワーキング

第 6 講　自閉症スペクトラムの理解に必要な心理学　129

表 6-4　WM のテスト

以下の文章を音読し（戻り読みなし）「　」の単語を覚える
− 「電車」に乗り遅れたので，母に車で送ってもらった，彼はぶっきらぼうだが「根」はいい奴だ，公園で「昼寝」をしていたら大きな蜂にさされた，この子どもは目を丸くして分からないという「表情」をした。

− 全体の WM が 10 だとすると，読みに使う WM が 6 なら保持に使う WM は 4 しかない。文章を読むのが苦手な子どもは，おそらく読みに 9 くらいの WM を使うから 1 しか保持の WM はない。

（苧阪・苧阪，1994）

メモリーになります。

　あと，テキストを音読するのが苦手です。それも音読という操作をしながら，意味を理解しなければならないわけで，これもワーキングメモリーがとても大事になってきます。学校で音読をしたら全く分からないという子がいます。そういう子には黙読でもいいと私は言うのですが，学校の先生によっては音読は大事だからと，絶対にさせる先生もいます。そういう先生にあたったら，音読のときには読むだけでいいと，理解しなくていいと。理解するときには黙読でしなさいと，そういうふうに子どもには言います。

　ワーキングメモリーのテストはいろいろありますが，**表 6-4**は WM テストといって，「電車」に乗り遅れたので母の車で送ってもらった。彼はぶっきらぼうだが，「根」はいいやつだと。この「　」（カッコ）でくくったところを筆記をしないで，このカッコは何でしたかと。そういうふうに憶える。そういうテストです。これはワーキングメモリーが弱いと，なかなか覚えられない。全体のワーキングメモリーが 10 だとしたら，読みに使うワーキングメモリーが 6 なら，保持に使うのは 4 しかありません。読みながら保持するというのはとても難しいことです。自閉症の子には同時に複数のことを要求するような課題を，設定しないほうがいいと私は思います。中には強い子もいますが，やはり弱い子のほうが多いです。

9．自閉症の異文化性

　自閉症は異文化だと，メジボフ先生（TEACCH の元ディレクター）が

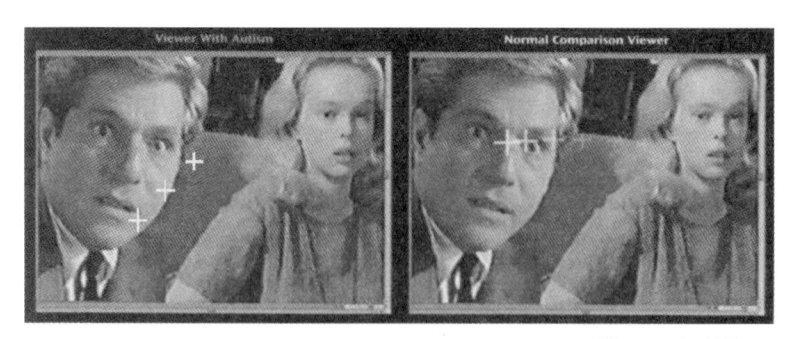

Klim et al., 2002
写真 6-5 自閉症の人と定型発達の人の違い

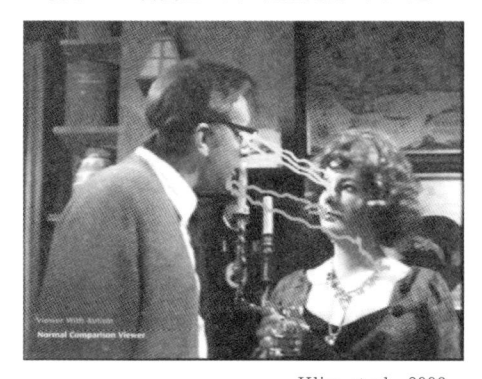

Klim et al., 2002
写真 6-6

言っています。彼らの情報処理の有りかたが定型発達とは違うということです。よく目は口ほどにものをいう，目は情報の宝庫といいますが，自閉症の人にとってはそうではありません。口は情報の宝庫ということになります。口を見ているほうが，社会適応が良好だということも有りうるのです。

その例が**写真 6-5, 6**の研究です。これはクリム（Klim）という，エール大学の心理学者の研究ですが，どこを見ているか分かるアイカメラを使って，自閉症の人がどこをみているかをチェックしました。この『バージニア・ウルフなんかこわくない』という，古い映画ですがあえて白黒の映画を使っています。白黒のほうが情報量が少ないので，どこを見ているかの検討にはむいているのでしょう。そうすると，右が定型発達の人。左が自閉症の人です（**写真 6-5**）。自閉症の人はこういったびっくりした顔を見

口　　　目　　　体　　　背景

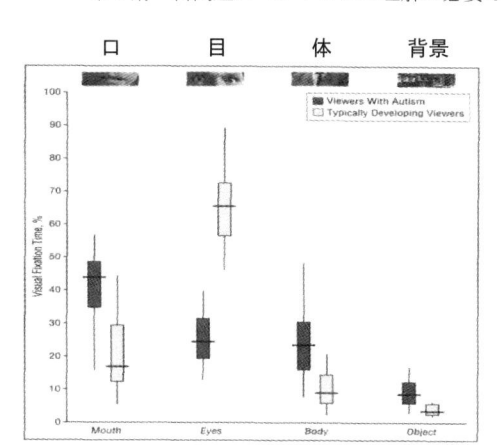

Figure 2. Box plot comparison of visual fixation time on mouth, eyes, body, and object regions for 15 viewers with autism and 15 typically developing viewers (controls). The upper and lower boundaries of the standard boxplots are at the 25th and 75th percentiles. The horizontal line across the box marks the median of the distribution, and the vertical lines below and above the box extend to the minimum and maximum, respectively.

(Klim et al., 2002)

図 6-5

ても，何となく頬っぺたとか後方を見ている。定型発達の人は，当然目を見ているわけです。

　次に**写真 6-6** のエリザベス・テーラーとリチャード・バートンが見つめ合う場面ですが，当然男女が見つめ合っているのだから，上が定型発達で定型発達の人は目を見ています。自閉症の人はなぜか口と口を行ったり来たりして，または首とか，目の付けどころが違うということです。

　このデータ（**図 6-5**）は，一番左側が口です。真ん中が目です，一番右が背景です。黒いほうが自閉症の人です。自閉症の人は口を見ているほうが長くて，目を見ている時間は短い。なぜかネクタイを見ている時間と目を見ている時間が一緒です。定型発達の人は圧倒的に目を見ている時間のほうが長い。そうするとやはり目のつけどころが時間的にも違ってきます。しかし，実際には口を見ている人のほうが，社会適応がよかった。自閉症の人では目を見るよりも口を見るほうが相手の情報を取りやすいという解釈もあります。それはどういうことかというと，普通の情報処理ではないということです。目を見るほうが普通だけれど，自閉症の人にとってみれば口を見たほうが分かりやすい。

　とにかく普通に近づけばいいわけではなくて，その人にはその人なりの，

翻訳の仕方がある。口を見たほうが分かりやすい子どもに目を見なさいと指導するのは，ちょっとナンセンスではないかと思います。

　そういう意味では，意味を捉えること，それが第一だと言えます。彼らにとって意味が取れないということが自閉症の本質なのです。自閉症の認知障害というのは，認知障害の本質は意味を取ることの障害ですから，どういう形でもいいから，意味を取りやすいように支援する。そういう意味では自閉症の心理学を学ぶ理由は，自閉症スペクトラムの人の情報処理のやりかたが普通とは違うのだと，処理が異質なんだと，むしろ異質な処理をとったほうが意味を取りやすい人がたくさんいるということです。その異質性をなくすのではなくて，その異質性が社会的なハンディキャップにならないように環境を操作する必要があると思います。私たちは医者ですから実際に学校で教育することはないのですが，そういった姿勢を親御さんにも，本人にも，教師にも伝えていく。そうすることで結果として，子どもにとって意味のある環境を提供できるように，側面から支援することが私たちの役割のひとつだろうと思います。

質疑応答

Q：たとえばジグソーパズルであれば部分に注目するという話は分かったのですが，例えば視点を変えるというだまし絵といいますか。1枚の絵で老婆にも見えるし，若い女性にも見える。黒と白でどちらかを見たら壺に見えるか，人の顔に見えるか。そういう視点を変える，見方を変えるという点に関しては自閉症スペクトラムの方の特徴はあるのでしょうか？

内山：そういう研究はちょっと分からないのですが，例えばルビンの壺で壺に見えたり，顔に見えたりするだまし絵では，1回見えたらちょっと難しいと思います。1回顔に見えたら，ずっと顔に見える。1回壺に見えたら，ずっと壺に見えるという傾向はあると思います。認知変更の転換が苦手ですから，壺にも見えるし，顔にも見える絵といわれても，壺にしか見えませんという人が多いと思います。

　ちょっと関連しますが，最近だまし絵みたいなもので有り得ない絵とい

うのがあって，それを模写させると定型発達の人よりも自閉症の人のほうが上手だといいます。意味をとれないから，有り得ないことに気がつかない。違和感を感じずに模倣できる。そういったことがあります。

Q：聴覚よりも視覚のほうが優位ということですが，聴覚でも対外的な行動，電話を取って会話するというのは得意だと思うのですが。健康診断の聴覚検査でも理解ができているような気がするのですが，そういうのはやっぱり聴覚優位ですか？

内山：電話で話ができる人ももちろんいますから，電話だけの相手のほうがいいという人はたくさんいます。そのほうが情報が少ない。電話だと相手の顔が見えなくて，声に集中できるから。情報が少ないほうが集中しやすいから，電話のほうが対面より話しができるという人も中にはいます。メール交換のほうがいいという人もいます。

コラム

サリーとアンの課題

1．「心の理論」とは

　「心の理論」（theory of mind）とは，他者や自分の行動を説明したり予測したりするために心的状態（信念，欲求，意図など）を理解する能力のことである。「心の理論」はメンタライジング（mentalizing）あるいはマインドリーディング（mindreading）ともいわれ，自閉症スペクトラム（Autism Spectrum Disorders）における社会性やコミュニケーションの障害と関連すると考えられている。

2．「心の理論」課題

　1）誤信念課題

　「心の理論」をもっているかどうかを調べる基本的な検査として，

これはサリーです。　　　　　　　　　これはアンです。

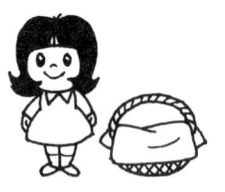

これはサリーのかごです。　　　　　これはアンの箱です。

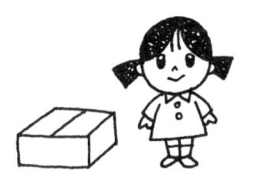

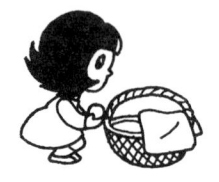

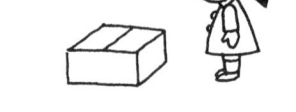

サリーはビー玉を持っています。サリーはビー玉を自分のかごに入れました。

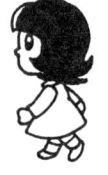

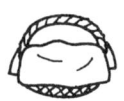

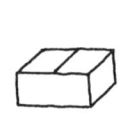

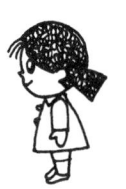

サリーは散歩に出かけました。

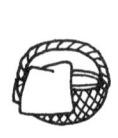

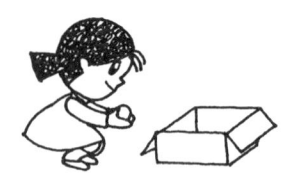

アンはサリーのビー玉をかごから出して，自分の箱に入れました。

サリーが帰ってきました。　サリーはビー玉で遊ぼうと思っています。

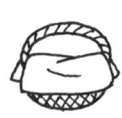

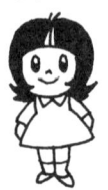

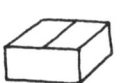

サリーはビー玉を取ろうと思ってどこをみるでしょう？

他者の誤った信念（false belief）を理解する能力をみる誤信念課題がある。ここでは古典的な誤信念課題として知られる「サリーとアンの課題」[1]を紹介する。

　検査者が人形を用いて図[2]のような寸劇を見せ，被験者に「サリーはビー玉を取ろうとしてどこを見ますか？」とたずねる。Baron-Cohenら[1]によると，定型発達の子ども（平均年齢4歳5カ月）の多くは「サリーは**かご**（サリーがビー玉を入れた場所）を見る」と正しく予測するが，自閉症スペクトラムの子どもの多く（定型発達群と同程度かそれ以上の言語能力をもつ）は「サリーは**箱**（ビー玉が今入っている場所）を見る」と誤った予測をした。このことから，自閉症スペクトラムの子どもは，サリーが誤った信念をもっている（「ビー玉は**かご**に入っている」と思っている）ことを理解してサリーの行動を予測することができない，つまり「心の理論」をもたないために誤信念課題に失敗する，と考えられた。

　この課題を行う際には，被験者にサリーの行動を予測させるだけでなく，「サリーはどうしてそこ（かご・箱）を見るのですか？」，「サリーはアンがビー玉を箱に入れるところを**見ていましたか？**」，「サリーはビー玉が箱に入っていることを**知っていますか？**」という質問をして，被験者が人の経験や知識と行動の関係をどのようにとらえているかを検討することが重要である[3]。たとえば，「箱を見る」と誤答する子どもは，その理由を聞かれて「ビー玉が（箱に）入ってるから」，「アンちゃんが（箱に）入れたから」などと答えるが，正答した子どもでもサリーの誤信念に言及せず，「自分のかごだから」などと答えることがある。また，「サリーはアンがビー玉を箱に移すところを**見ていなかった**」と正しく認識していながら「サリーはビー玉が箱に入っていることを**知っている**」と言うことがある。つまり知識源と知識の関係を理解しておらず，「見ていなかったから知らない」という判断ができないのである。「サリーはビー玉が箱に入っていることを**知らない**」ということは正しく答えたにもかかわらず，最後の行動予測の段階で「箱を見る」と誤答する子どももいる。

2）より高次の「心の理論」課題

「サリーとアンの課題」は一次の「心の理論」(「Aさんは〇〇と思っている」ということの理解）をみる誤信念課題であるが，二次の「心の理論」(「『Aさんは〇〇と思っている』とBさんは思っている」ということの理解）をみる誤信念課題[4]など，より高次の「心の理論」課題も開発されている。また，日常のコミュニケーションでよく使われる冗談や方便，皮肉など，字義通りでない発言の意図を理解する能力をみる課題[5]，目の表情（写真）から心的状態を推測する課題[6]など，さまざまな評価法が開発されている。

3）定型発達と異なる「心の理論」

自閉症スペクトラムの子ども（人）全てが誤信念課題を初めとする「心の理論」課題を通過できないわけではなく，言語理解力など他の認知能力が一定水準以上に達していれば通過できる子どもは増える。ただし，定型発達の人と比べて，より高い水準の言語能力が必要であるとされている[7,8]。また近年，注視行動を指標とした，言語教示を用いない誤信念課題が開発され，定型発達では遅くとも2歳頃までに他者の誤信念を理解することが示唆されているが[9]，自閉症スペクトラムでは，知的障害がなく，従来の誤信念課題を通過するアスペルガー症候群の成人においても，他者の誤信念に基づく予期的な注視行動がみられなかったという[10]。脳画像研究では，自閉症スペクトラムの人が「心の理論」課題を行なう際に定型発達と異なる脳内ネットワークを利用している可能性が示唆されている。

こうしたことから，自閉症スペクトラムの子ども（人）は，言語など他の認知能力の助けを借りて「心の理論」を獲得している可能性があるだけでなく，そうして獲得された「心の理論」のありようは，自動的（本能的・直観的）な要素の強い定型発達の人たちの「心の理論」とは異なる可能性があると考えられている。

早期発見が進んでいることもあり，最近の臨床では，言語能力が高く，定型発達と同じくらいの時期に誤信念課題を通過する自閉症スペクトラムの子どもに出合う機会が増えた。しかし，この子たちは，自

閉症特性（Wing の三つ組）を明確に有しており，日常生活では他者の意図や気持ちがくみとれず，特に集団生活で多くの困難をかかえている。年齢相応の誤信念課題を通過しても，「自閉症スペクトラムではない」とか「人の気持ちが理解できる」などと安易に判断しないよう十分留意して，適切な評価・診断，そして支援を行なう必要がある。

〈文献〉

1) Baron-Cohen, S., Leslie, A.M., Frith, U. (1985) Does the autistic child have 'theory of mind'? Cognition 21: 37-46.
2) Frith, U. (2003) Autism. Explaining the Enigma. 2nd ed. : Blackwell Publishing; p.83.
3) 飯塚直美（2007）：心を理解することの障害：「心の理論」障害仮説を中心に．（笹沼澄子編）発達期言語コミュニケーション障害の新しい視点と介入理論．東京：医学書院，pp.14-26.
4) Baron-Cohen, S. (1989) The autistic child's theory of mind: A case of specific developmental delay. Journal of Child Psychology and Psychiatry 30: 285-297.
5) Happé, F. (1994) An advanced test of theory of mind: Understanding of story characters' thoughts and feelings by able autistic, mentally handicapped, and normal children and adults. J Autism Dev Disord 24: 129-54.
6) Baron-Cohen, S., Jolliffe, T., Mortimore, C., et al (1997) Another advanced theory of mind: Evidence from very high functioning adults with autism or Asperger syndrome. Journal of Child Psychology and Psychiatry 38: 813-22.
7) Happé, F. (1995) The role of age and verbal ability in the theory of mind task performance of subjects with autism. Child Development 66: 843-55.
8) Tager-Flusberg, H., Joseph, R.M. (2005) How language facilitates the acquisition of false-belief understanding in Children with Autism. In: Astington, J.W., Baird, J.A. editors. Why Language Matters for Theory of Mind. Oxford, Oxford University Press, pp.298-318.
9) Onishi, K.H., Baillargeon, R. (2005) Do 15-month-old infants understand false beliefs? Science 308: 255-258.
10) Senju, A., Southgate, V., White, S., et al (2009) Mindblind eyes: an absence of spontaneous theory of mind in Asperger syndrome. Science 325: 883-885.

第7講
自閉症スペクトラムの療育

1. 支援の目的から確認しよう

　療育の知識についてお話していきます。私たちは医者ですので，現場で療育するということはゼロではないですが非常に少ないです。実際には学校の先生，施設の職員さん，お母さんにアドバイスをすることが多いと思います。そういうときに，診察室でどういうアドバイスを先生や親御さんにするか，ということを中心にお話していきたいと思います。

　支援の目的から確認をしていきます。医者のなかには自閉症の子どもを治そうと思っている方がけっこういらっしゃいます。親御さんでも，学校の先生のなかにもいます。自閉症は発達障害ですから，基本的に治るものでもないし，治さなきゃいけないものでもありません。**表7-1**に示すようなことは目的にしない方がいいです。

　自閉症スペクトラムを治すことが目的ではない。あるいは通常学級に入れることが目的でもない。普通に近づけたほうがいいんじゃないですかと考える方もいると思います。例えば，「友達をたくさんつくりましょう。1人よりもたくさんのほうがいいです。」そういう目的を設定すると多くの場合失敗します。

　あるいは苦手なことを我慢する。親御さんもよく我慢を大事にされますね。例えば偏食，嫌いなものは我慢して食べたほうがいいとか。あるいは，音に敏感な子がいますが，嫌な音を我慢したほうがいいとか。

　今，日本中の学校で，いろいろな個別支援プログラムができるようにな

表 7-1　支援の目的から確認しよう　まとめ

> 次のことが目的ではない
> ・自閉症スペクトラムの人を「治す」
> ・通常学級に入れる
> ・普通に近づける
> 　－友だちをたくさんつくる
> 　－苦手なことを我慢する
> ・IQ を上げる
> ・スキルを「たくさん」する
> ・障害を克服する

りました。特に特別支援学級や，特別支援学校でとにかく日本中形式的にはマスト（must）です。そういった個別支援プログラムを見ていると，今年の目標というのがあって，「苦手なことを我慢する」（例えば耳ふさぎを我慢するとか，嫌いなものをがんばって食べるとか）というのがあります。他に子どもに体力がないから体力をつけたい，だから偏食を治すように指導してくださいというのもあります。学校の先生から親御さんを通してドクターも手紙をもらいます。その手紙の中には，ちゃんと封がしてあって厳封と書いてあって，絶対にお母さんに見えないようにしてあって，それを開けるとそういうことが書いてあるのです。

　自閉症スペクトラムの特徴を考えると，嫌なことをさせられる，歩かされたり，友だちをたくさんつくることを目標にしだすと，かえって情緒的に不安定になる子どもが多くなります。おそらく，その他のいろいろな学習も達成できなくなってしまいます。結果的に不安定になると，必要なことがなかなか学べないのです。不適切なことを目標にしてしまっているわけです。IQ を上げることを目標にする先生もたまにいます。いろいろなプログラムや，場合によっては薬物療法などの治験で IQ が上がるのではないかといって，評価する先生がいますが，これもあまり意味がないと思います。IQ は結果的には上がっていくことはありますが，無理に上げようとしてもあまり意味がありません。

　ある学校で，「今学期は何とか○△□の区別をつけたい」とか，あるいは「いろんな勉強の概念を教えたい」とおっしゃるのです。「ああ，そうですか，どうしてそういうセッティングさせたいと思うのですか？」と聞くと，「これをちゃんと憶えれば IQ が上がると思います」と。それはまっ

たく本末転倒で，そういうことが目標ではないのです。

　また，スキルを増やすということもよく目標になります。スキルはいろいろ増やしたほうがいいとは思います。ただ，たくさん増やすということを目標にすると子どもを追い詰めるし，子どもの側からみて動機のないスキル，何でこれをやらなければいけないのかよく分からないスキル（例えば，話すときには目を合わせて話す）を，無理に教えるとかえって混乱するし，学習場面が嫌になります。学校に行きたくなくなってしまうこともあります。

　「障害を克服する」の"克服"という言葉は便利に使われますが，自閉症を自閉症でなくするということはできません。自閉症というのは病気と違って，非常に自己に近い，自分自身の特性なのです。例えば，白血病の子どもに白血病を治すためにがんばろうというのとは意味が違います。むしろ障害となる環境を改変する努力をしていきたいものです。

2．支援の目的

1）目的とは

　支援の目的は何かというと，自閉症スペクトラムの人の家族の苦痛をなくすこと，これがいちばん大切だと思います。この世界は当然，自閉症の人向きには作られていません。いわゆる多数派の人向きに作られている世界です。一例をあげれば運動会の音楽などが苦痛になっている子もいるわけです。

　早期発見，早期療育がもちろん大事なのですが，早期に見つけて徹底的に教育して普通にしていくことが目的ではないと私は思っています。

2）早期療育の意味

　では何が大事かというと，早期に見つけて親御さんに自閉症の特性を分かってもらって，その特性を理解した接し方をしてもらうことです。例えば頭をなでられることを嫌がる子，あるいは，抱っこがダメという子がいます。それは触覚過敏があるからダメなのです。それも，お母さんは好きなんだけれど触覚を嫌がる。

たかいたかいをすると大泣きをしてしまう子がいます。それは加速度刺激が嫌いなわけです。いろんな嫌い，苦手があります。普通の子にとっては楽しいことが，自閉症の子にとっては感覚的に過敏なために，非常に苦痛になることがあります。

学校で，今日は算数の時間だけれども，天気が良いから体育にしようとなると，普通の子は大喜びするわけです。だけど，自閉症の子にとってみれば予定の変更が辛いのです。

そういう特性をお母さんや，教師，幼稚園の先生，自閉症の子どもを取り巻く人に分かってもらおう，とりあえず苦痛だけでも減らしていこう，それが早期発見の意味だろうと思います。

3）不安を最小限に

何度もお伝えしている"意味をとる"ということですが，この世界は自閉症の子どもにとっては意味がとりにくいわけです。そこで意味のとりやすい環境を作ることが大切になります。それによって，認知障害からくる不利益を最小限にします。状況が分からないということは子どもを非常に不安にさせますから，意味の分からないことから生じる不安を最小限にすることが目標になります。

得意なことを活かせるようにする。自閉症の人は発達のでこぼこがいろいろありますから，何か好きなことがあることが多いです。特にこだわり的なことで特定のもの，例えば歴史が大好きだとか数字が得意だとか。得意なことを活かして苦手なところを補っていくことが，基本的な支援のあり方だと思います。どうしても苦手なところのほうがわれわれは目に付きます。「切り替えがすごく苦手だけれどどうしましょう」とか，「切り替えが苦手ですごく嫌がるのですが」とか，「こだわってミニカーを並べるのですが，ミニカーを並べないようにするにはどうしましょう」とか，そういう質問をされます。

ミニカーを並べるのは別に誰も困らないのですが，並べる遊びが変だから，見立て遊びをしてミニカーらしく遊ばせたいとおっしゃいます。ミニカーを持ってブーンブーンと言って，無理やり見立て遊びをやらせるのも，結果的に模倣遊びを増やすだけでイマジネーションが豊かになったと評価

することは慎重にすべきです。少なくとも直ぐにイマジネーションの豊かさにつながりません。実際にその子にとって必要な支援を考えると，並べて遊ぶことを止めさせるよりももっと大事なテーマがたくさんあります。例えばヘルプを求めるときの指導をするとか，拒否をするとか，その子にとって大事なことは何か考えていきましょうと伝えています。

4）将来の自立に向けて

　私たちの長期的な支援の目標は，将来できる限り自立して過ごせることです。しかし，先述したワークシステムなどで，1人で複数の課題をやっていくことが大事ですよと言うと，「そんなことよりも対人接触が大事です。人と人との関わりを教えていくのが大事なのだから，私はそんなことは教えません」とおっしゃる先生がいます。熱心で良い先生なのでしょう。しかし，現実問題としていつも何かプロンプト，指示を出していなければ動けなくなってしまうと，学校を出たあとに困ってしまいます。

　学校というのは，何だかんだ言っても特殊な環境で，先生の数が多いのです。特に特別支援学級は，少なくとも先生が1人で5～6人の生徒をみています。あるいは特別支援学校では，ほとんど1対1に近いところもあります。知的な遅れのある子どもは，特別支援学校を卒業したあと福祉機関で支援される人が多い。例えば作業所だと1人のスタッフが10人以上みている，あるいは20人近くみていることが現実問題としてあります。そういうところは，決して少なくありません。特別支援学校で1対2とか1対3とかで指示を受けて動いていて，卒業して作業所にいくと，途端に1対20になっていちいち指示ができない状況になります。そうすると何をしていいか分からなくて，一日中ずっとロッキングをしていることも決して珍しくありません。そういうふうに将来のことを考えると，先生がなるべく手をかければ良いというわけではないことがわかります。手をかけなくても，付きっきりでなくても，ある一定の時間，意味のあるときを過ごせるように工夫することのほうが大事であると思います。

5）ヘルプを求める

　少し矛盾するようですが，自立のために必要な支援は，他者に支援を求

めることができることです。自立してワークシステム等で，仕事をしているときに時間がなくなってしまうとか，組み立てをしていて組み立てられなくなってしまうことがあります。そういった場合，ヘルプを誰かにする，そういったことを意識して練習していく必要があります。かなり高機能の人の場合でも，必要なヘルプを相手に求められないことが多いのです。

ですから，コミュニケーション指導の中でヘルプを求めることが大切になります。将来的には，社会の中で地域に根ざして，できるかぎり共生していくとことが目標になります。

6）自己効力感を育てる

また，ASD の人が自尊心・自己効力感をもてるようにすること。自己効力感を持つためには，遂行可能感，この課題を達成できそうだということが必要になります。自己効力感は英語で self efficacy といいます。この心理学的な概念は，バンデューラ（Bandura, A.）という人が提唱している概念ですが，自己効力感が高い人ほど困難に対して立ち向かうことができると言われています。

どうやれば自己効力感を持てるかというと，失敗体験を最小限にすることです。ある課題ができるという遂行可能感が自己効力感につながります。小さいときから与えられた課題はできる，親とか教師が設定した課題はちょっとがんばればできる，そういう経験を積んで育てていくことが大事です。

逆に親や教師が設定した課題はほとんどできない，あるいは1題とか2題しかできないとなると，自己効力感が低くなっていきます。課題，課題の遂行可能感がちゃんともてるようにならなければ肯定感は育たないわけです。毎日，毎日目の前の課題を難しい課題ばかり与えていて，結果的に失敗を繰り返していく，それでは自己肯定感はもてません。自己肯定感がもてなければ自尊心ももてません。

自己効力感をきちんと持たせていれば，自尊心も自己肯定感にも繋がっていく。目の前の課題ができるように設定をする。これは発達期には，とりわけ大事なことだと思います。

3．どう支援するか

1) その人の価値観を知る——動機と自己評価

では，どう支援するか。支援するためにはその人を知るということが大切です。その子（人）をきちんと診断・評価して，その子（人）にとって無理のない課題を設定するということが大事になってきます。

課題を設定する際に，まず価値観を知らなければなりません。例えば動機。その子にとって何が面白くて，何が面白くないのかということです。

たとえば，体力がないから，肥満だからということで毎朝校庭を10周する課題を設定するとしましょう。10周といわれて10周する子もいるけれど，全然したくない子もいるわけです。あるいは嫌がって学校に行きたくないとか，途中で止めてしまう子もいます。運動の好きな子だったら，別にいいかもしれませんが，校庭10周って別に面白くも何ともないですよね。運動の嫌いな子にとっては，全然やる気がでないのです。

肥満が心配だから運動しなきゃいけないという動機に繋がる子はいいと思います。しかし，動機とか全然分かっていない子どももいますし，説明しても全然ピンとこない子もいます。中には病気になってもいい，メタボになってもいいと思っている子もいるかもしれません。その子の動機を知らないで，クラス全員に10周走るんだということを設定しても意味がありません。自閉症じゃない子は周りがやるからしょうがないとやっているところがありますが，自閉症の子はそれこそオーティスティックな，つまり自閉的な子もいますから，周りがやっても「何で自分もやらなければいけないんだ，面白くないことはやらないよ」と，思っている子がたくさんいます。思うことも意識しない子もいます。そうすると，どうしても走らせたければ，その子にとって意味のある動機を設定しなければなりません。何らかのご褒美を準備するとか，何かその子にとって意味がある，意味をもたせることが大事になってきます。

自閉症の子どもは非常に自己評価が低いことがあるので，そういう子の自己評価を高めるような工夫をしていかなければいけないと思います。

2）家族の価値観を知る

　家族によっては，身辺自立が第一だという家族もいるし，そんなのどうでもよくて，なるべく早く文字を読ませたい・勉強をさせたいという家族もいます。直接指導する立場に私たちはないので，家族が何を大事にしているか勘案しなければなりません。家族の価値観が全て正しいわけではないし，家族がこういったからこうしなければということでもありません。しかし家族が何に価値を置いているのか把握しておかないと，こちらがいろいろ言っても家族がそれをする動機がないとやらないということがあります。

3）障害の特性を知る

　自閉症という障害の長所，短所を知っていなければならないと同時に，個々の特性を知らなければなりません。この子にとっては何が動機になるのか，お金がいいのか，ペットがいいのか，あるいはポケモンカードがご褒美になるのかを知る必要があります。何が苦手なのか，例えば音が苦手な子もいるし，全然苦手じゃない子もいます。それは個々の子どもで違いますので，個々の子どもを評価していかなければなりません。

　自閉症スペクトラムであるならば，自閉症の特性を考慮した支援をしなければいけません。診断をする医者が，自閉症スペクトラムと診断をする意味は，ここにあるわけです。自閉症と診断したら，自閉症と診断されたら，自閉症から考えましょう。例えば後片付けをしなさいと言ったときに嫌な顔をしたら，この子は反抗しているんだ，やる気がないんだという前に，実行機能の障害があってプランニングができないからプランニングを手伝うスケジュールを作ってあげる。また手順書を書いてあげるとか，そういう支援に繋がるような方略をとります。それが診断をつけることの意味です。

4）合併しやすい状態への支援

　また，自閉症スペクトラムに合併しやすい状態への支援，特に高機能で思春期以降になってくると，うつや不安障害を合併しやすいとか，あるいはひきこもりになりやすいとか，カタトニアになりやすいとか，いろいろ

なことが分かってきます。すると医者のやることは，例えば今までちゃんと勉強していたのに，中学2年生になってしなくなってしまった。そういった場合に，やる気がないとか，思春期だというのではなくて，もしかしたらうつ病を合併しているかもしれないと想定してみることが大切です。一般の子どもでもうつになりやすいですから，抑うつの評価をして，もしうつ病を合併しているのであれば抑うつの治療をしなければいけません。休息をとらせたり，抗うつ薬を使う。そういったことを考えることになります。

4．さまざまな支援手段があるが……

○SST──ソーシャル・スキル・トレーニングのことです。精神科の医師は統合失調症の患者さんによく行っていて，学校では発達障害の子どもに行うことがあります。

○ロバース──これは週40時間の1対1の指導を2歳までにやると，自閉症の半分は治るとロバースという人がいっています。私はお勧めしていません。

○フロアタイム──受容的な心理療法の研究なのですが，最近アメリカではやりだしています。私はよく把握していません。

○RDI──Relationship Development Intervation のことです。邦名は関係発達介入療法という指導法です。フロアタイムとか，RDI に関しては，私たちはまだ良く分かっておりません。

○ソーシャルストーリー──子どもに対していろんな社会的場面を想定して，どういうふうに振舞えばいいのかを，細かく文書化して伝えていく方法です。

○コミックストリップ会話──コミックの吹き出しを作ります。その中に相手が暗に考えていること，言葉ではこう言っても，実はこう考えているのだということを吹き出しに書いたりします。そういった方法です。

○イルカ療法──昔からあります。イルカと一緒に泳ぐことです。

○キレーション──水銀が体に悪いといって，水銀を排出する方法です。これは医者がやっているところもあるし，医者じゃない人が外国からキレー

ションの薬を仕入れて子どもや親に与えているところもあります。私はお勧めしていません。

その他に乗馬療法，音楽療法，薬物療法などがあります。

補足

　自閉症の支援プログラムが現在はいろいろあります。HPもたくさんありますが，こうすれば100パーセント何々ですや，90パーセント何々とか，逆にこうしないと大変なことになる，こうしないと伸びないとか，この両方は避けたほうが良いでしょう。まだ分からないことがたくさんあります。自閉症の原因だって分からないわけです。

　私たちが子どもをみていて，「将来この子は大学に入れますか？」と言われて，絶対に駄目だろうと思うときもあるし，たぶん大丈夫だろうなと思うときもあるけれど，分からないことが多いですし，特に低年齢のときに聞かれても分からない，それは分からないとしか答えられません。

　新しい方法に関心を持つが，注意深く評価することが大切です。どんどん新しい方法が出てきます。例えばキレーションは以前テレビで放送されましたが，キレーションをするとIQが上がった子の例とか出てきたのです。そういうものを見ると，親御さんはやはりお子さんにキレーションしたくなります。まだ効果については不明のことが多いです。そういったことは，注意深く評価してからやらなければなりません。

　こういうものにはあまり，パッと飛びつかないほうがいいと思います。私たちはあのときに，親御さんからたくさん質問を受けましたし，うちの子もキレーションをしたいと言われたこともありました。今言ったようなことを説明して，新しい方法に飛びつきたいのは分かるけれども，今できることがたくさんあるから，そういうことから始めましょうと，説明してきました。中には，そういう説明では納得しない人もいます。実際，キレーションをした子もいます。私は賛成しないけれど，しかし，そこで大事なのは，少なくとも親御さんとはけんか別れにならないことだと思います。「また気が変わったら，来てください」と言って，実際にキレーションを受けて変わらなくて，「やっぱり駄目でした」とまた相談しに来た人もいます。そのまま来なくなった人もいるし，どちらもいます。私たちができることは，なるべく客観的な情報を入れて最終判断は親がするのですが，こちらで薦めない方法をとったからといって非難はしないほうがいいと思います。そして親のいうことに耳を傾けることが大切です。

5．療育はまず自閉症特性から考える

いろいろな方法がありますが，一部の人の中には特殊な方法に飛びつくことがあります。私たちはあまりそういう特殊な方法に飛びつくよりも，例えば SST をやってもいいけれど，まず自閉症特性をきちんと考えて，基本的な支援を考えていきましょうという言い方をします。支援の方法はものすごくたくさんあります。しかし，基本的な方法は SPELL と TEACCH がもっとも基本的で本質的だろうと思います。

SPELL というのは，全英自閉症協会が出している基本理念です。TEACCH プログラム，SPELL はどちらも似ています。どちらも治癒を目指しているわけでもなく，IQ のアップを目指しているわけでもありません。通常学級の適応だけを目指しているわけではありません。どちらも非常に認知的な，自閉症の認知特性から考える方法です。

6．SPELL

SPELL とは，S が Structure，P が Positive expectation and approaches＝肯定的な予測とアプローチ。E が Empathy＝共感，L が Low-arousal＝穏やか，L が Links＝繋がり，社会との繋がりです。SPELL は基本的に個別的なアプローチです。子どもが持っている個々のニーズと興味を適合させるための，一種のフレームワークと考えてもよいでしょう。TEACCH と考え方の基本は共通しています。ストラクチャーとかポジティヴとか，お互いに相互に一致している，ともに関係しています。こういう SPELL 的な考え方で接していきましょうと親御さんに言うことができます。

1）SPELL の価値観

SPELL の価値観（表 7-2）は，Individual Person Centered―個々の子どもに合わせる。

表 7-2　SPELL の価値観

- Individual（person centered）
- Hopeful
  - 達成したことを強調する
  - 自閉症に関する知見を適用する
  - 親に支援のプロセスに参加してもらう
- Honest
  - 誇張や誤解を避ける
  - すべてに答えがないことを認める
  - 新しい方法に関心を持つが注意深く評価する
  - 親の言うことに耳を傾ける
- Respectful
  - 人と違って良いことを認める
  - しかし，必要な支援を行い，障害特性から生じる不利益を最小限にする
- Ethical
  - 評価に基づいた支援
  - もっとも制約の少ない環境
  - 嫌悪的方法は使用しない
  - 肯定的に

Hopeful―達成したことを強調する。自閉症に関する知見を適応する。要するに自閉症から考えていきましょうということです。親に支援のプロセスに参加してもらう。特に私たち医者は，実際に指導ができませんから，親と一緒に良い方向で考えていきましょう，ということを共有していくことです。

Honest―誇張や誤解を避ける。これはこうすれば直ぐ良くなるよとか，逆にこうしなくては大変なことになるよなどの表現を避けることです。

Respectful―個々の子どもの特性をリスペクトするということです。人と違っても良いことを認める，自閉症は自閉症でいいんだと認めることです。だけど，必要な支援は行ない，障害特性から生じる不利益を最小限にするような提案をしていきます。

Ethical―倫理的にという意味です。評価に基づいた支援をする子どもに能力以上のことを無理強いすることは倫理的とはいえません。例えば先ほど絵カードの絵がありましたが，絵カードが合わない子がたくさんいます。そこまでレベルが達していない，実物のほうがいいという子もいるし，逆にレベルが高すぎて絵なんか嫌だ，絵カードより文字のほうがいいという子もいます。このように，子どもにあったことをするとということが指

導者の倫理のひとつです。

2）LRE

　もっとも制約の少ない環境，LRE という概念で，Least Restrictive Environment と言います。

　問題行動があるときにどこかに閉じ込めてしまうことや，あるいは抑制をするという方法をとること，そこまでいかなくても，本来なら通常学級に適応できるのに特別支援学校に入れる。それらは制約があることになるわけです。

　できるだけその子のレベルに応じて，制約の少ない環境を設定しましょうということです。嫌悪的な方法は使用しません。例えば，昔は行動療法で電気ショックや口の中にレモン汁をいれることがありました。子どもが問題行動を起こすと，口の中にレモン汁を入れて刺激したり，水をかけるというような施設が昔はアメリカでもありました。そういった，嫌悪的な方法を使用しない，できるだけ肯定的な方法でやることが LRE です。

3）Structure（環境設定）と選択肢

　Structure は TEACCH でも使う方法です。ストラクチャー・セッティングというのは，イギリス人に言わせると，もともとイギリスの研究者が発見したということですが，TEACCH に限らず，自閉症を療育する多くの人たちはストラクチャー・セッティングをしています。子どもにとって次に何が起こるか予測できる環境を設定する。それがストラクチャーで，予想しやすく，状況が理解しやすい環境を設定することが大切です。

　そしてルーチン，これは例えば朝起きたら直ぐにトイレに行くとか，そういったルーチンつまり良いパターンをつけてあげたほうがいいですね。最初は子どもにとって不安を感じさせない行動のルーチンから始めることです。

　ストラクチャーと選択肢。これは自分から，最初から，ゼロからプランを立ててやることは難しいので，例えば選択をするときに，「A と B のどっちを選ぶ？」とか，あるいは「学校に行くときにどっちの道をいく？」とか，選択肢を使うことで自分で決定できる範囲が広がっていく方法をとり

表7-3 Structure（環境設定）　まとめ

- 次に何が起こるか予測できる環境
- 理解しやすい環境・プログラム・ルーチン
- 不安を感じさせない構造と選択肢
- 構造があることで自律的で他者に依存しない生活が可能になる

ます。

　構造化があれば自立できる。自分の自己判断で行動できる。他者に依存しない生活が可能になる。自立は大事です。他者がいつも適切な時期にプロンプト（手助け）してくれるとは限らないわけです。人に頼ると，非常に不安定な状況が出てきます。先生がいるときはプロンプトしてくれるけれど，いないときは何もしてもらえない。こういう状況は，極めて子どもの不安を駆り立てます。子どもが安心して自分で判断していける環境設定が大切です（表7-3）。

4）ポジティヴ・アプローチ（Positive Approach）

　これは自閉症の人をほったらかしにしない，肯定的なアプローチを積極的に行うということです。ストレスがあることを無理にさせないのは大事なのですが，無理はさせてはいけないとなると，全部ルーチンをその子のできるパターンだけにしてしまって，新しい活動や課題を一切しないことがあります。そういうふうに誤解する人がいます。実際に新しい課題をしなければ，少なくとも安定することもあります。しかし，実際には何も得ていかないわけです。やはり注意深く積極的にアプローチをしなければいけない。自閉症特性から生じる不利益を最小限にするために，注意深く積極的に介入する。この介入が大事です。

　（学校での）偏食指導は行動を悪化させるので止めてくださいと申し上げると，「分かりました，じゃあ無理にそれはしません」とおっしゃって，偏食指導をまったくしなくなり，他の教育もしなくなってしまうということがありました。お母さんに，「学校で何をやっているんですか？」と尋ねると，「子どもが好きなビデオを持って来いと言われたので，たくさん持たせました」と言うのです。そして，「朝からずっと好きなビデオを見て，1日ビデオを見て終わります」という極端に対応を変える学校があり

表 7-4 Positive まとめ

○自閉症の人をほったらかしにしない
　新しい活動・課題をいっさいしない→×
○自閉症特性から生じる不利益を最小限にするために注意深く積極的に介入する
○身体的・情緒的・教育的な支援介入を行い自信や自尊心を持てるようにする
　例　・評価を正確に（過大評価，過小評価をさける）
　　　・辛抱強く注意深く，子どもの動機を大切に
　　　・プログラムに適度で少しの変化を
　　　・興味や関心に気づく

ました。子どもは教育しなければなりませんから，当然先生による介入は必要です。

　身体的，情緒的，教育的な支援介入を行ない，自信や自尊心を持てるようにすることが大切です。上手に教えれば，いろいろなことを学んでいくのが自閉症の子どもです。むしろ学びたがることが多いのです。教え方のセッティングの許容範囲が一般の子どもよりも，知的障害の子よりも狭いけれど，先生の能力が高ければどんどん伸びていくし，低ければまったく覚えないというように，先生の能力の差が第一番に反映しているのが自閉症の子です。

　しかし逆に言えば，きちんとやればちゃんと覚えるので，できるだけ積極的に介入することは要求しなければいけません。そのためには過大評価，過小評価は止めて評価を正確にすることが大事です。子どもは急には変わらないので，辛抱強く注意深く変えていく。その際に子どもが何に動機づけされているかを見きわめる感覚を養うことが大切です。

　プログラムを1回決めてしまうとそのままになってしまう場合があります。また反対に，毎日毎日極端に変える場合がありますが，子どもは混乱しますから，ある程度変化をつけなくてはいけない。少しずつ子どもの状態を見ながら，変化をさせる。子どもの興味や関心に気づくことが大事です（表 7-4）。

5）共感 Empathy

　これは自閉症の人の思考方法，コミュニケーション世界の体験の仕方，学習の仕方を学び共感することです。自閉症には，自閉症の文化があると

メジボフが提唱していますけれど，ただ共感するのではなくて，その自閉症特性を考慮した共感をすることです。例えば全体の意味がとりにくいとか，急に予定が変更になったら辛いとか。普通の子は辛くないけれど，自閉症の子には辛いという自閉症の知識を背景にして，その子の特徴を把握してその子の見方をこっちが想像して教育することが重要です。例えば「そんなにお説教されても分からない，もっと簡単に一言で言ってもらったほうが分かりやすい」と思っていることをわかること。その人の多数派とは異なる，少数派の考え方，振舞い方を尊重することが大切です。

　比較的重度だとロッキングをする子や独り言をいう子がいます。電車の中で独り言を言っている。それがとても恥ずかしいと思うかたがいます。その子にとってロッキングとか独り言が，最も主要な問題であれば，たしかにそれを何とか変えるように働きかけることがいいでしょう。しかし他にもたくさんコミュニケーションや行動上の課題がある場合に，人から見て恥ずかしいからそこにまず介入するということは，子どもにとってはきついことになります。大体そういう子は動機もないし，人から見て恥ずかしいことも分からないわけです。だから優先順位を考えて，いつもこちらは何が主要な問題なのかを意識して考えましょう。

　その人にとって何がストレスになるかを知って，できる限りストレス要因を減らしていくことが重要になります。特に感覚過敏は，大きなストレス要因になりますから，聴覚過敏のある子は予防を考える必要があります。ヘッドフォンで音楽を聞かせるとか，場合によってはイヤマフや耳栓をすることを推奨するとよいでしょう。

　以前，ある思春期の重度の子のお母さんに，感覚過敏で困っていると相談を受けました。「じゃあ，耳栓はどうですか？」と申し上げたら，「先生そんなの駄目なんです」とおっしゃいます。「何で駄目なんですか？ 耳栓をしているんですか？」と言いました。「この子は小さい時に聴覚過敏があって，耳栓をしたんですが，そうしたら離せなくなっちゃったんです。だから失敗しました」と言うのです。それは違うと言いたいのです。耳栓が離せなくなったのは，失敗じゃなくて今でも耳栓が必要だからしているんです。だから，耳栓をしていなかったら，家から出られないかもしれないし，「必ずしもそれで失敗だとは見なさないほうがいいんじゃないです

表 7-5　共感の例

- その人にとって何がストレスになるか知り，できる限りストレス要因を減らす
- 感覚過敏について正確に評価する
- ヘッドフォン，耳栓，イヤマフなどの使用を推奨する
- 理解力を評価する
- どこまで理解しているか，チェックする

か？」と申し上げて，「耳栓だけでは音が聞こえますから，辛いんだったらヘッドフォンとかノイズキャンセリングヘッドフォンもありますから，そっちも考えてみましょう」と申し上げたのですが……。別に耳栓をずっとしていたから，失敗というわけではないと思います。

　われわれはいつも子どもとコミュニケーションしているのですから，子どもの理解力に合わせた評価が大事で，どこまで理解しているかを時々チェックする必要があります（**表 7-5**）。時々何かの指示をあえてやってみて，その指示が分かっているかチェックする。もし分かっていなければ視覚で補ったりよりわかりやすい方法で指示していくことです。

　☆本当の共感ではない例
　本当は共感ではない例として，無条件の"自閉症だから"の思い込みがあります。とにかく自閉症だからコミュニケーションがとれなくても，自傷もしょうがないと思い込んでしまう人がいますが，それは間違いです。自閉症の特性を理解して共感をするということは，コミュニケーションの苦手さを理解して明確に話すとか，必要に応じて視覚支援を使うことなどをさします。子どもの好きなことだけをやらせて放置するというのは，間違いです。
　ストレスに慣れさせる，ということをおっしゃる先生がときどきいらっしゃいますが，なかなか慣れません。慣れない子どものほうが多いのです。音が苦手だったら，毎日音を聞かせたらそのうち慣れるんじゃないかとか，急な変更が苦手だったら，あえて毎日変更をしたらそのうち慣れるんじゃないかという先生がいますが，そんなに自閉症は甘いものではありません。もちろん，中にはそうやって慣れる子もいますが，それには相当苦痛を伴ったり，長期間かかることが予測されます。慣れない子のほうが多いわけで

表 7-6 本当は共感ではない例

- 無条件の「自閉症だから」の思い込み
- 子どもの好きなことだけさせて放置
- ストレスに「慣れさせる」
- パニックを乗り越える
- 自分の好みや価値観を押し付ける

す。慣れた子の経験だけで慣れされることを練習すると、子どもを追い詰めることになります。

　また、パニックを乗り越えることを教えようとする方もいます。「パニックにならない環境設定が大事ですよ」と私たちは申し上げています。そうすると、「それはたしかにパニックにならないようにするほうがいいかもしれないけれど、パニックにさせてそれを乗り越える。あえてパニックに何回もさせていれば、そのうちパニックはしなくなります」とおっしゃるかたがいます。しかし実際にパニックを乗り越えられなくて、病院に入院してきた子どもをたくさん診てきました。上手く乗り越えられないと、学校に行かなくなりますから、入院したり施設に入っている子の予後を学校の先生はあまり知らないのではないかと思うのですが。乗り越えられなくなって入院したケースをたくさん治療した経験から言うと、パニックをのりこえるという発想は間違いだと思います。

　親御さんや先生のなかには、自分の考えとか価値観でおっしる方もいます。例えば勉強なんかしなくていい、友だちと一緒に遊ぶことが大事だとか、運動が大事だとか、中には勉強が大事だという人もいますが、子どもが何に価値を置いているのか、子どもが何を好んでいるのかということを評価しながら指導していくことが大事だと思います（**表 7-6**）。

6）Low arousal
① 穏やかで焦点の明白なプランされた介入

　大人が大声を出して圧迫するような態度をとれば、小さい子どもは言うことをききます。小学生くらいまでの子は、大人のほうが圧倒的に強いですから言うことをききます。

　「自閉症の子っていうのは、厳しく育てればいいんだよ」というかたが

時々います。特別支援学校であれば先生の数は多いですから,「みんなで厳しくすれば子どもはいうことをききます」と言うのです。しかし,それは力対力の関係ですから,そうすると学校では先生が怖いから言うことをきくけれど,家に帰ればお母さんが小柄だから自分のほうが強いと思って言うことをきかなくなってしまいます。力で押さえつけると,結局,力が弱い人の言うことはきかなくなります。

病院でも怖い看護士さんだとすごく大人しくしているけれど,たまたま夜勤の看護士さんが華奢な若い人だと問題行動を起こすとか,そういったこともよくあります。怖い看護士さんは,「ほら,あたしがいると,ちゃんということきくじゃない」というのですが,その人がいないと言うことをきかないのであれば,まったく社会適応の改善にはなりません。

②環境設定への配慮

そういった,力で押さえつけるような関係ではなく,その環境設定に配慮して,子どもが苦労しない,苦痛が少なくて理解できる環境で落ち着いていくことが重要です。

③直面化を避ける

もう少し高機能の子の場合ですが,例えば自分の苦手なことを直面化させる,それを克服しろと言うようなこともまた苦痛で,ストレスが強すぎることが多いのです。

④リハーサル

リハーサルとは運動会や卒業式などで,直接本番をするのではなくて,何度かリハーサルをして,その中でその子の不安を評価することです。不安だから何度も同じ練習を繰り返して,当日に参加させるというのではなくて,リハーサルをする中でどうしても不安が強ければ,その子の順番を繰り上げるという方法もあります。例えば５分くらい我慢できるのなら,卒業式だったら卒業証書をもらうときだけ参加して,あとは教室に帰る。そのために,リハーサルをするわけです。リハーサルをするというと,リハーサルを何回か繰り返せば卒業式はずっと最後まで参加できると思うかたがいますが,リハーサルは単なる練習ではないのです。評価のためにリハーサルを活用することが大事なのです。

⑤音声言語の代わりに視覚を使用

声というのはいろいろな情報が入っているわけです。怒りの情報も入っているわけです。例えば座りたいときに怒りの情報は関係ないわけです。文字や絵で指示をして座る，そういう意味では Low arousal になりやすい。もちろん，子どもが絶対に座りたくないと言っている時に，ただ文字で指示をすればいいというわけではないです。しかし，音声を使うよりは Low arousal になりやすいです。

⑥音声が理解できて効果的な場合には

明瞭でゆっくり穏やかに話します。冗談やほのめかしは，子どもをかえって混乱させて，不安を増大させますから，冗談やほのめかしは最小限にします。

⑦余分な刺激の少ない環境を準備する

⑧無刺激がよいわけではない

かつてある学校のクラスで，「ここは余分な刺激が多いから，もう少し刺激を整理してください」と申し上げて，次の週に行くと，教室の装飾が全くなくなっていたという極端な例がありました。子どもが楽しめる装飾であれば，あったほうがいいですが，あまり装飾がたくさんあって，子どもが混乱するようだったら減らしていったほうがいいわけです。応用が必要です。

⑨介入が必要なときには，介入をする

Low arousal だから介入しないというわけではなくて，必要なときには必要な介入を穏やかにしていくことが大事です。

7）Links

Links というのは，コミュニティ，通常学級とのリンク，会社などとの繋がりのことです。自閉症の支援とは一貫性と連続性を重視することです。スケジュールや視覚支援を，小学校では使うけれど，なるべく中学校に行くまでに，なくそうとするかたがいますが，その子その子で違います。スケジュールがあったほうが安定して行動ができるのであれば，小学校で使ったスケジュールを中学校に持っていってもいいし，もし会社で必要であれば会社でも使っていきます。一貫性があって子どもが安定するのであれば，成人になっても使っていきましょうということです。

表 7-7　よくある長所　まとめ

- 視覚的情報処理
- 特定の領域に関する優れた知識
- 論理的・具体的な思考
- 視覚的記憶，事実の記憶
- 反復をいとわないこと
- 正確さ
- 正直

　自閉症の人には視覚支援が一環して必要なことを理解してもらうには，啓発が必要です。ですから，医者がどこまで啓発するかというと難しいと思いますが，福祉の職員，会社の人たちにも啓発をしていく必要があります。そういう意味では，生涯の生活支援が大事なのです。子どものときだけでは終わらないのです。私のクリニックには50歳前後の人も来ています。自閉症は基本的には変わらないですから，生涯にわたる支援が必要なのです。

7. よくある長所

　長所のことを考えてみます。自閉症の人は視覚的な処理が得意です。特定の領域に関する優れた知識（これは特に高機能の人がそうです）を持っています。歴史が得意だとか，考古学が好きだとか，コンピューターに詳しいとか。一方，抽象的な思考，あるいは人の気持ちを読むような思考は苦手です。

　論理的で具体的な思考は得意ですから，物理や数学的な思考が得意な人が多い。視覚的な記憶とか，事実の記憶など記憶力のいい人が多いです。反復をいとわない。非常に正確である。正直である。なかなか上手な嘘をつけない。人を欺くということができない。逆にいうと空気が読めないという短所に繋がっていきます（**表 7-7**）。

8. 乳幼児期

1）健　診

　これから，ライフステージに分けて話をします。乳幼児期はスペクトラム発見のチャンスですから，なるべく小児科や精神科に関わっている先生は乳幼児健診などで早期発見をして欲しいと思います。ただ，ADHDとかLDの発見は3歳児検診でやる人たちもいますが，3歳児検診ではADHDは発見できないと思います。LDは読み書き，計算の問題ですから，もちろん発見できません。LDもいるかもしれませんが，3歳児検診で発見できるというのは，やはり自閉症スペクトラムが中心になると思います。

2）アドバイス

　乳幼児期から障害特性を認識したアドバイスが大切です。よく，声かけをしなさいとか，スキンシップを増やせばいいとか，本の読み聞かせが大事だとか，テレビを消せばいいという人がいますが，ナンセンスだと私は思っています。テレビをつけていたから自閉症になるわけではないのです。ただ自閉症の子はテレビが好きだということはあるかもしれません。もともとテレビのほうが情報としては具体的なので，子ども同士の関係よりもテレビが好きだという子はいます。ただ，テレビをつけたら自閉症になるわけではありません。

　スキンシップの苦手な子に，保健師のアドバイスによって本の読み聞かせをしても分からない。分からないから，子どもは読み聞かせをすると嫌がってあっちに行ってしまう。でも読み聞かせが大事だと聞いていたので，お母さんは子どもを羽交締めにしてでも絵本を読み聞かせる。それはやはりかわいそうですよね，しかもナンセンスです。特に小さい子の親御さんは子どものことで頭がいっぱいいっぱいになっていると，これからスキンシップが大事ですと言われると，ずっと抱っこをしているとか，絵本が大事だというと，ずっと羽交締めにしてでも読み聞かせるとか，テレビを消せといわれると一切消したり，しまいには家にテレビを置かないとか極端

表 7-8 乳幼児期 まとめ

- 乳幼児期健診は自閉症スペクトラムの早期発見のチャンス
  - （ADHD，LD の発見は困難）
- 障害特性を認識したアドバイスを
  - 声かけ，スキンシップ，本の読み聞かせ，テレビを消すなどを一律に勧めるのはナンセンス
- 虐待の陰に発達障害あり

に走りがちになります。なるべくそういう，一律なアドバイスは避けたいですね。

3）虐待について

　虐待の影に発達障害。発達障害の子どもは，非常に虐待を受けやすいのです。虐待をする親のほうにも，自閉症スペクトラム特性をもった人が時々います。やはり自閉症スペクトラムの子どもというのは，育てにくく，普通の子のようにはいかないので，お母さんのほうがイライラしやすく虐待に走りやすいことがあります。虐待されて指導，支援されている，例えば養護施設に入っている子どもの中に自閉症だなと思う子がいます。そういう子には自閉症の支援が必要です。虐待の支援と同時に自閉症の支援も大事なので，虐待をみた場合発達障害の可能性を疑ってみてください（**表 7-8**）。

9. 学童期

1）学校選択

　学童期になると，学校選択があります。就学相談では過大評価と過小評価の両方があります。自閉症があっても普通学級に進む子もいるし，逆に自閉症なんだけれど IQ が 120 もあって普通学級でも大丈夫そうだなと思う子でも，特別支援学級に進む子がいます。なかなか評価が難しい。ときどき就学相談をしていると，医師の所見・診断書を持ってこられる親御さんがいます。お医者さんが，この子は一見自閉症に見えますが，自閉症ではありませんから普通学級がいいでしょうとか。あるいはこの子は IQ をとると 50 くらいと出ましたが，これはやる気の問題ですから，本当は IQ

が高いはずですから普通学級に進められますとか，そういった意見書を持ってこられます。

　これは地区によって違うのでしょうが，私が関わっている地区はそういった医者の意見書がたくさん来ることが続いたので，今は医者の意見書はあまり参考にしていません。それを根拠にすると，全然話が進まないのです。たしかにそういった子どもで，医者が普通学級がいいと言って親も普通学級を希望すると，どこの地区でもそうだと思いますが親の希望をとるわけです。そして普通学級に入ります。そこでちゃんとやっていけるかというと，そうではありません。そのときにお医者さんは，別に何かしてくれるわけではないのです。医者の意見書はみないけれど，親が希望したら普通学級に入れるというところが多いのではないでしょうか。就学の意見書を書くときには，かなり慎重にされたほうがよいでしょう。

2）普通学級と特別支援学級

　無計画な交流，とにかく交流がいいのだということで，本当は特学に籍を置いているのだけれど，極端な場合は給食とHRの時間以外はずっと普通学級にいるというようなところもあります。アスペルガーや高機能の自閉症の場合はIQは高くても，普通学級ではうまく適応できない子がたくさんいます。そういう子は，じゃあ特別支援学級にいけばいいのかというと，特学ではあまり勉強を教えない。しかし彼らはむしろ勉強が好きなんです。社会性が乏しいけれど，勉強は好き，勉強の課題のほうが安心して取り組める子も多いのです。しかし，特学によっては朝から晩まで散歩したり，みんなで工作をしたりとか，子どもの苦手なソーシャルスキルが必要な課題が中心になっている所も多いのです。普通級も特学も，どちらも合わない。だから本当はアスペルガーに特化したクラスがあってもいいのですが，そういうことができないのが日本の現状です。

3）社会性の問題

　通常級で勉強ができない子どもがいます。例えばIQ50くらいで，うちの子は全部普通級に入れると言われる親御さんもいます。「勉強は分からないのはしょうがない，家で勉強を教えます。障害者用の学習塾もたくさ

表 7-9　学童期　まとめ

- 学校選択
  - 過大評価と過小評価
  - 無計画な「交流」
  - 通級制度の不備（上限が設定）
- 通常学級で「社会性を身につける」発想の無謀さ
- 教師との葛藤

んありますから，塾に行かせます。だけど，普通級で社会性を身につけたいので普通級に入れます」という親御さんや，先生がいます。そういう考えのドクターや心理学の先生もいます。しかし，普通級に入れれば，通常級にいれば社会性が身につくというのは大きな間違いです。社会性は一番自閉症圏にとっては苦手な領域です。普通の子，健常の子と一緒にいれば自然に社会性が身につくということは，有り得ないことです。なぜ断定するかというと，普通級でずっと過ごした彼らが現在大人になって社会性が身についているかというと，身についていないのです。彼らが子どもの頃にはアスペルガーという概念がなかったわけで，ほとんどみんな普通級で過ごしました。通常の幼稚園，小学校，中学校，高校，大学に行っています。社会性というのは，意識して教えないと身につかないもので，普通級にいれば身につくというものではありません。

　学童期になると，教師との葛藤がたくさん出てきます。教師が自閉症の特性を理解していなかったこともあるでしょう。勉強をするよりも友だちを作るほうがずっと大事なんだと言われ，苦手なことをさせられると，当然教師のことは，嫌いだというふうになってしまう。クリニックに来て，教師の話をしていて泣き出す子も少なくありません（**表 7-9**）。

10. 思春期に多い問題

　思春期になってくると，精神科的な問題がいろいろでてきます。自己否定感が出てきたり，孤立やいじめの問題があります。アスペルガーの子で，いじめられない子というのは少ないです。多くがいじめの対象になっています。学業の問題で，過小評価，過大評価の両方が起きます。性的な事柄，異性関係が出てきます。中には全く異性に関心のない子もたしかにいます

表 7-10　思春期に多い問題　まとめ

・自己否定感	・精神科的障害
・孤立	－うつ状態
・いじめ	－不安障害
・学業の問題	－強迫性障害
－過小評価	・親への過大な依存
－過大評価	
・性的な事柄	
－異性関係	

が，ガールフレンドが欲しい，あるいはボーイフレンドが欲しいといって異性関係を求める子がたくさんいて，なかなかそれがうまくいかなくて問題になります。こればかりは，ガールフレンドが欲しい，ボーイフレンドが欲しいと思っても難しい問題です。そこのところが，悩んでいるところなのです。そういったこともきっかけになって，うつになったり，不安になっていたり，強迫になったりする場合もあります。こういった精神科的問題に関しては，やはり治療が必要になってきます。

　親に過大な依存をする。結局，友達関係が何かうまくいかないということが分かってくると，親に対してべったりしてしまう。しばらく親離れしていたのに，お母さんと一緒にお風呂に入りたいとか，お母さんと一緒に寝たいとか。また，親を巻き込んだこだわりが出てきて，お母さんの作った味噌汁が濃すぎるとか，薄いとか，何度も作り直させたりする。そういった，親巻き込み型のこだわりが出てくることがよくあります（**表 7-10**）。

11. 成人期に多い問題

　成人期になるとひきこもりの問題が出てきます。ひきこもり問題が始まった頃は，あまりアスペルガーの概念がなかったのですが，最近はひきこもりの中にアスペルガーの人が多いということをいろいろな人が言い出しています。中には半分近くいるという人もいます。強迫症状の結果こだわりが強くなってくるとか，清潔を維持することの困難があります。特に一人暮らしをするようになると困難になります。高校までは家族と一緒に住んでいたのですが，高校を卒業して大学に入った。または，就職をして家を

表 7-11 成人期に多い問題　まとめ

- 「ひきこもり」
- 強迫症状の激化
- 清潔を維持することの困難
- 幻聴
- 被害関係念慮
- 家族への攻撃
- 抑うつ
- 不安
- 経済的問題

離れる。その途端にお風呂に入らなくなってしまったとか，シャンプーをしなくなったとか，歯を磨かなくなってしまったとか，そういった清潔を維持できない人がたくさんいます。幻聴，被害関係念慮のような症状が出てくることもあります。家族へのこだわりは，家族に対して不安をぶつけたり，攻撃に変わることがあります。抑うつや不安が出てきたり，経済的な問題，学校を卒業しても就職できない，そういう場合には親元にずっといますし，就職がうまくいかないので，「じゃあ，生活保護にしたら？」とか，「障害年金をとったら？」ということを薦める人がいますが，「私は障害じゃないから，障害年金なんかもらえない」あるいは，「生活保護を受けたらおしまいだ」と言って拒否する人がいて，結局親がかりが続いてしまうことになります。中には，本当にわずかなお金で最低限の暮らしをしている人もいます（**表 7-11**）。

12. 言葉かけとコミュニケーション

多くの場合，言葉かけは少なくしたほうが良いと何度も申し上げます。そういったときに，親御さんや先生から，「何でですか？」と聞かれます。
そういうときに，こう説明しています。
「そのわけは，理解するのに，多くの情報を処理することが必要だからです。音声言語というのは非常に曖昧です。同じことを繰り返しても，微妙にイントネーションが違ったり，発音が違ったり，ストレスが違ったり，場面が違ったりします。情報が雑多で，感情が加わります。聴覚の処理が必要になります。視覚言語は具体的で視覚的で変わらないです。特に活字

などは変わらなくて，同じ刺激ですから．具体的で変わらないということが，分かりやすいわけです．そして自閉症の長所を活用して指導していきましょう」

　高機能であっても，コミュニケーション障害があります．どんなに高機能で言語性の IQ が高くても，少なくとも自閉症スペクトラムと診断した以上はコミュニケーション障害があるわけです．ある程度の視覚的支援は必要です．

13．親のストレス

　特に高機能の場合は，診断をめぐる親御さんの混乱が大きく，医師によっては統合失調症と言われたり，正常と言われたり，人格障害と言われたりすることがあります．特に思春期以降初めて精神科を受診する場合には，いろいろな診断をつけられてしまいます．それで混乱しやすいので，配慮が必要です．

　子どもの行動が予測し辛いこともストレスです．やはり定型の子とは違って彼らは自閉症スペクトラムの文化を持っています．全体より細部に注目してしまったり，いろいろ指示してもそのうちの一つだけが頭に入っていて，期待はずれの行動をする．第三者からみて，どこが障害だか分からない．変わった子だね，というだけで障害とはみてもらえない．さまざまな教育方法や治療，支援方法があり，いろんな人に相談をしても，はっきり言えばみんな違うことを言います．学校の先生，お医者さん，みんな違うことを言われて親は非常に迷います．そういう中でクリニックに来るわけです．私たちはそういう過去を背負った人をみているわけで，私たちのクリニックで診断をしますが，それを家族はにわかに信じられない．あるいは直ぐに納得して受け入れられないというのはむしろ当然のことなのです．

　それが当然だと思って，じっくり付き合う必要があります．最初の何回かの面接は，とり合えず私たちは味方だと，この先生は何か分かってくれそうだなと，何回か繰り返して相談しようかなと思ってくれれば，初回面接は OK だと思います．ここで長く付き合っていくからと思ってくれれば OK です．1 回の面接で急にお母さんの態度が変わったり，お母さんの

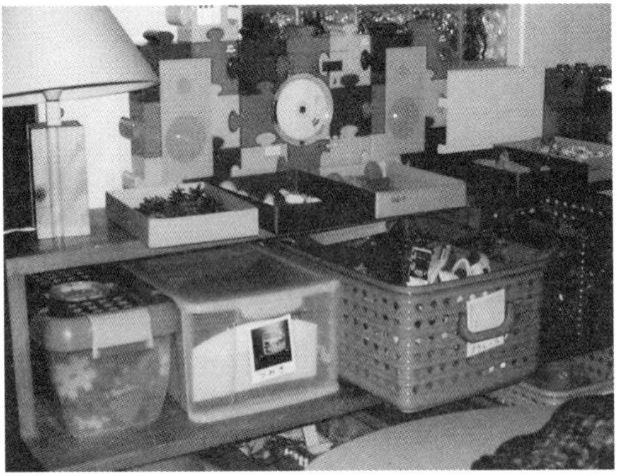

写真 7-1　わかりやすい構造化から

子どもに対する態度が良くなるとか，期待しないほうがよいでしょう。

14. 構造化の例

1) 部屋の構造化

　部屋の構造化は第6講（p.123）のところでも説明しましたが（写真6-3）ここではもう少しくわしくお話していきます。写真7-1の上の左の黄色い箱には松ぼっくり，石はとなりの青い箱に入れるようになっています。外から見えるようなボックスにも書いてある。いろいろな構造を視覚化する場合，スケジュールとかワークシステムがありますが，直ぐにワークシステムを家で使えといっても大体無理です。スケジュールもなかなか使ってくれないです。しかし，「積み木は積み木の箱に入れましょう」とか，「箱をたくさん準備してそれぞれに入れるようにしましょう，そのほうが片づけがしやすくなりますよ」というのは，比較的簡単ですし違和感がないので，親御さんはよく従ってくれます。構造化は，こういう分かりやすいところから入っていくことが大切です。

2) プットイン課題その他

　図7-1は重度の子に使うシューボックス課題です。重度の特に低年齢の

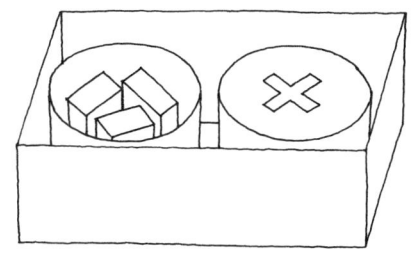

図 7-1　プットイン課題

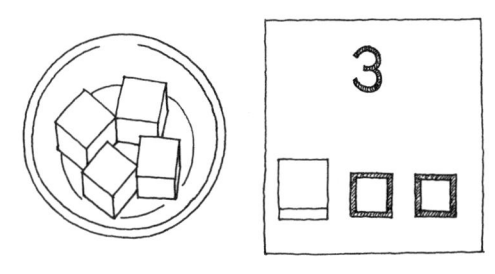

図 7-2　コンテイナーを使って

　子どもが来た場合に，何か課題をやったほうがいいのは分かっているのですが，何をやったらいいのかが分からないというとき，重度の子でもこれはできることが多いです。上から持ってきてここに穴がありますからブロックを入れる。これはプットイン課題といいます。プットイン課題が大好きな自閉症の子が多いです。
　おもちゃの収納に積み木の絵を書いたマッチングで収納する，こういった何か課題を作るときに，何か視覚的な提示をする必要があります。楽にマッチングさせるための容器の指示です。図 7-2はアイスクリームのパックにつみ木を入れてあります。積み木をくぼみに入れるタスクで，お母さんが手に持たせてハイ，ハイと渡すのではなく，こういう容器に入れることで見通しがつきます。この容器を英語でcontainerといいます。彼らは注意力散漫，注意があちこちに散りやすいので，この容器＝コンテイナーは注意をコンテイン（contain）する，注意をかためていくという効果があります。

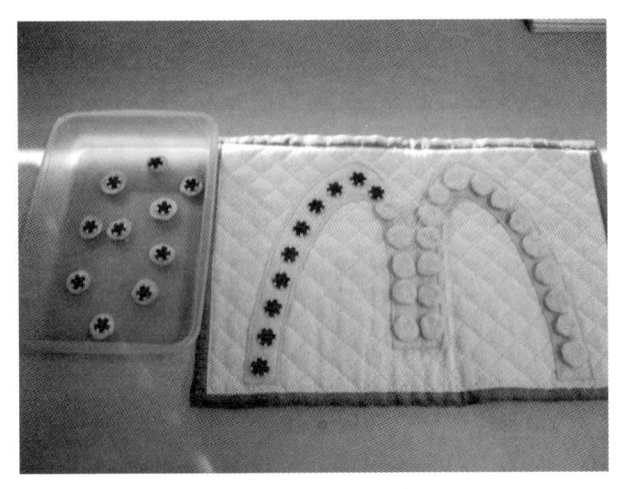

写真 7-2　スナップを貼る

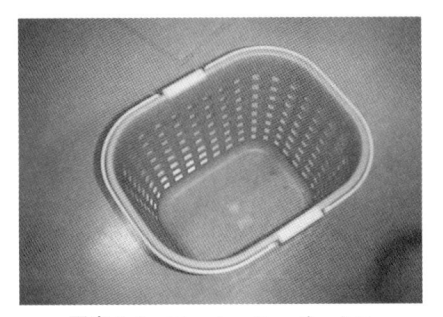

写真 7-3　フィニッシュボックス

　写真 7-2はマグドナルドの M にスナップを貼っていく課題です。こういったピタッと貼るという感覚が好きな子が多いです。スナップをプラスチック容器の中に入れて M にスナップを貼ると，見ればあといくつあるか，どれくらい残っているかがわかります。見通しがつく工夫がしてあります。
　スケジュールを使う，これも見通しをつける工夫です（第6講，p.123，写真 6-3 参照）。

3）フィニッシュボックス

　写真 7-3はフィニッシュボックスです。このボックスに入れることで終

これはなんでしょう　　これは＿＿＿です

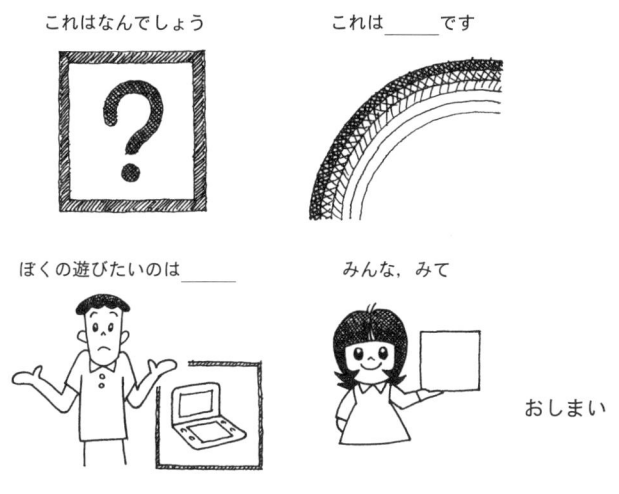

ぼくの遊びたいのは＿＿＿　　みんな，みて

おしまい

図 7-3　ショウアンドテル

わりを教えます。終わりの概念が分からない子がとても多いので終わりが分かることは重要です。子どもにいろいろな課題をやっているときに，終わったらここに入れるんだよということを教えています。中程度の自閉症，例えば IQ 点が 50 くらいの 4〜5 歳くらいの子であれば，大体 1 時間くらいの課題をやっているうちに，フィニッシュボックスの使い方を覚えてしまいます。終わったらここに入れればいいと覚えます。どうして分かるかというと，その子にとって嫌な課題だと，やらずにフィニッシュボックスに入れます。それで終わりを覚えたんだなと分かります。お母さんはビデオを見ていて，「ああ，やらない！」と残念そうに言っていますが，私たちから見るとフィニッシュを覚えたということも大事なのです。この子は終わりの概念をフィニッシュボックスに入れることで分かるようになったということで良しとします。自閉症の子が構造化を知るということが非常に大事で，課題ができるというよりもフィニッシュボックスに入れたらおしまいとか，あるいはベルが鳴ったら始まるんだとか，開始とか終了を教えることが重要なのです。

4）ショウアンドテル

　これは TEACCH のプレスクールで使っている例です（図 7-3）。こう

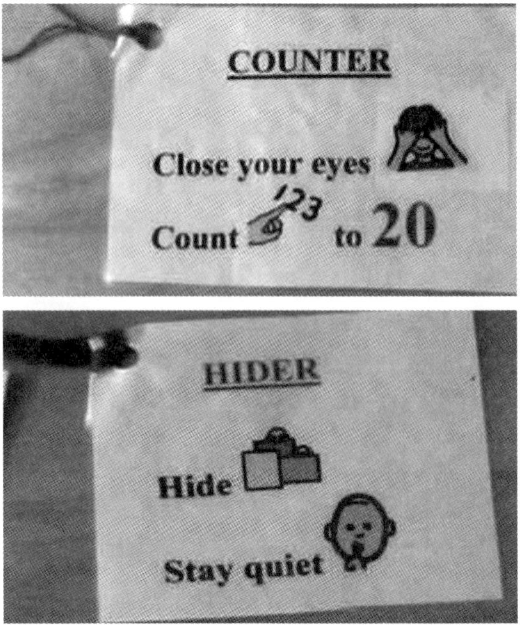

- 視覚的明瞭化
  - どこに立つか
  - どこを見るか
  - 何回するか
- ハイライト
- 自分の役割は何か？

写真7-4　構造化を使ったゲーム

いった視覚的なものを見せながら，子どもが他の子どもの前で，私はこれで遊びたいとか説明します。

5）構造化を使ったゲーム

構造化を使ったゲームですが，ゲームのときに少し視覚的指示を使ってするものです（**写真7-4**）。これはかくれんぼのゲームです。かくれんぼというのは，立場が分かりますね。鬼だとか，鬼じゃないとか。英語では探すほうをカウンター（counter）といって，隠れるほうをハイダー（hider）といいます。その役割が変わったときに，そのカードを出すのです。カウンターになった子どもはこれを見て目をつぶって20数えます。ハイダー＝隠れるほうは，ものかげに隠れるとか，静かにして隠れる。20数えたら見つけに行って，それで見つかるとカウンターとハイダーがカードを交換する。そういうふうにすると，役割が代わってどうするか分かりやすくなり，ルールが分かると，ゲームに参加しやすくなります。

第7講 自閉症スペクトラムの療育 **171**

・探すものを視覚化
・社会性をおりこむ
　例：あいさつ
・終わりの概念

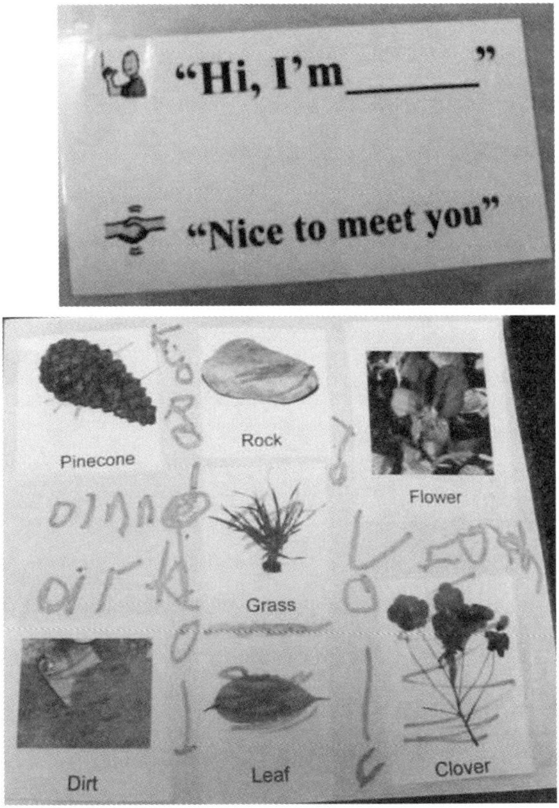

写真 7-5　スカベンジャーハント

6）スカベンジャーハントゲーム

　グループで使う，スカベンジャーハントゲームといいます（**写真7-5**）。これは高機能の子どもが，こういったボードを持って一緒に植物園に行って，松ぼっくりとか，石とか砂とか見つける。終わったらチェックする。これは数人でやりますから，グループで遊ぶことの練習にもなるし，終わったらすべてをチェックすることで，終わりの概念を教えます。このスカベンジャーハントのときに会ったら，「nice to meet you」と言い合います。そうすると挨拶ということを教えることもできます。こういった，数人のグループで視覚的指示を使いながらゲームをする。集団の中で遊ぶことを教えます。

- 自分の情報を
  提供
- 必要な教材を
  得る
- 物を渡す
- 他の子どもから情報をもらう

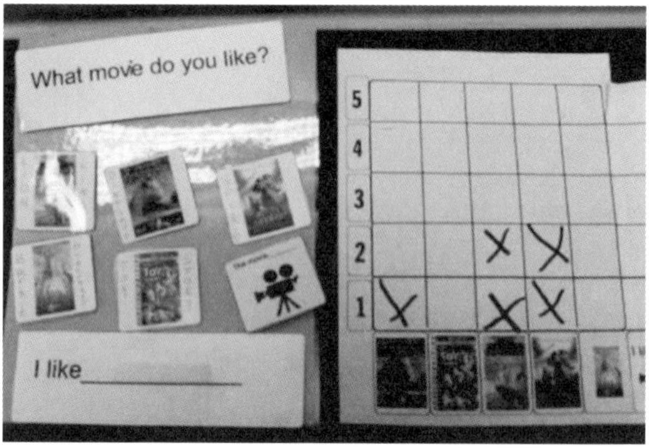

写真7-6　コミュニケーション

7）何が好き？

「何が好き？」はコミュニケーショングループで使います。例えば，「どんな映画が好き？」は『ライオンキング』，『白雪姫』，視覚的な手がかりが書いてあります。そして『ライオンキング』を好きな人が何人かチェックする。これをグループでやって，視覚的な指示はなくてただ，「映画はどんな映画が好き？」と聞くよりも，こういった視覚的に目に入る手がかりがあったほうが，子どもたちがコミュニケーションに参加しやすくなります。そういった手がかりを使っていきます（**写真7-6**）。もちろん中身はTVでもゲームでもキャラクターでもいいのです。

8）今，聞く番だよ

人の話を聞かない子がとても多いと思うのですが，例えば**図7-4**のカードを使うことがあります。一番下の例は，listen。「今聞く番だよ」，と言って，聞く番のカードを渡す。

「今，聞いているから，しゃべっちゃだめだよ」というのや，話している子には「話していいよ」とか「今，話，済んだよ」とカードを渡します。話す番と，聞く番が変わるときは，このカードを取り替えます。あるいは右側の絵は，聞くときの絵です。聞くときの絵は，耳を強調して，口にシーッといっている。その子がしゃべるときになると，シーッというのを取ると，

- 聞くことの3領域を指摘
  - 自分の目で見る
  - 自分の耳できく
  - 自分の口をつぐむ
- 黙りサインをしゃべってよいときまで提示，しゃべってよいときに ok サインを提示

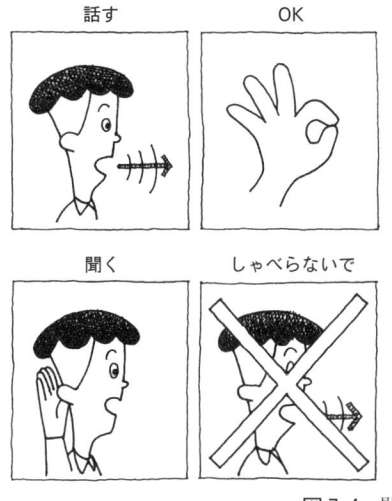

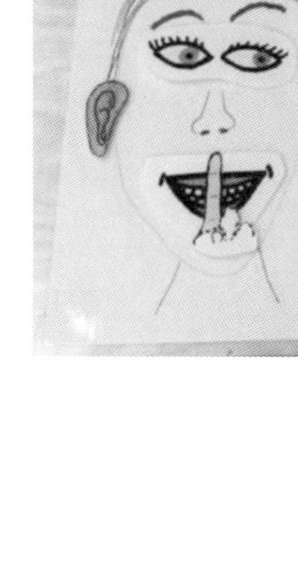

図 7-4　聞く

口を開けているカードになるんです。耳も取ると，普通の耳になる。「今しゃべってもいいよ」となります。そういうふうに，しゃべっていい場面，あるいは聞く場面ということを視覚的に伝えることが，この絵でできるわけです。

9）ボイスボリュー

声の音量の調節をする練習に使います。

10）パーソナルスペース

アスペルガーのお子さんは，結構人に近づいてくることがあります。気がつくと，直ぐそばにいたりすることがあります。

- ビジュアルからはじめる
    - カード
    - テープライン
    - 手の長さ
- 非言語的キューを教える

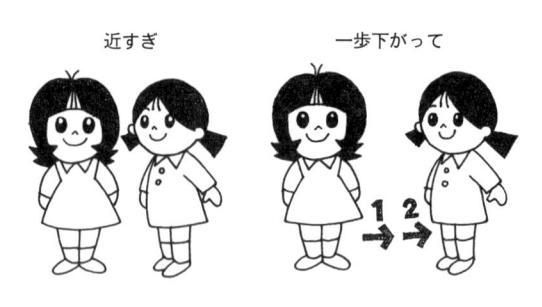

近すぎ　　　　一歩下がって

図7-5　パーソナルスペース

　適切なパーソナルスペースが分からない子が多いので，図7-5のように絵を使って教えることがあります。カードを使ったり，テープを貼ったり。相手との距離が何か手を使って教える。でもなかなか難しいです。どうして難しいかというと，適切なパーソナルスペースが場面場面で違うからです。例えば，満員電車の中だったら10〜15センチでも適切ですが，空いている電車だったら10センチのところに来たら気持ちが悪いですよね。どの程度空いていたら何処がいいかというのは教えていない，というか判断しづらいのです。しかし，こういうものを使って，少なくともクラスの中ではこれくらい離れていればいいとか，多少教えることができるだろうと思います。

11) ソーシャルコメント

　人の評価をするときに，例えば悪口を言ったら，「それはよくない」とします。これはいいというのは良いコメントか悪いコメントなのか，良いコメントだったら左側に行くし，悪いコメントだったら右に行くことにします。大人が最初の文章を大げさに抑揚をつけて読みます。ときどき子どもは，「あの子ひどいよね」とかいろいろコメントをするのですが，とりあえず人がすることを真似してコメントしていて，あまりそれが良いか悪いかよく分かっていないこともあります。それが良いか悪いか分かりやすく，そのコメントそのものをカゴに入れて区別していきます。その後，子どもがそれが良いことなのか悪いことなのか判断して表現します。

第7講　自閉症スペクトラムの療育　175

- ビデオモデル
- 本
- ゲーム
  - カードを使ってマナーをリマインドする。

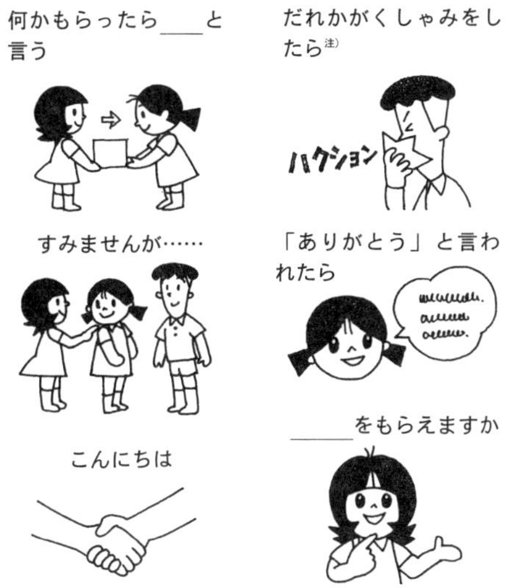

何かもらったら____と言う

だれかがくしゃみをしたら[注]

すみませんが……

「ありがとう」と言われたら

こんにちは

____をもらえますか

注）アメリカの場合，だれかがくしゃみをしたら「お大事に」と言う慣例がある。

図7-6　マナー

12）マナー

　図7-6は，例えば何かをもらったとき「ありがとう」と言うこと，そういったことをカードを使ったり，ビデオを使ったりして教えます。マナーカードは，子どものレベルをあまり考慮しないでみんなに教えることがありますが，教えるべきか，教えないか，評価がすごく大事です。例えば非常に重度の子どもに「何かもらったら，ありがとうというんだよ」と言うよりも，他にすることがたくさんあると思います。だからこういうのはあくまでも例であって，むしろこのカードを使うのはどの子にいいのかということは，個々の子どもを評価しないと分からない。

　表情を教えるのも同じです。本とか絵で，暗い顔だとか，困っている顔だとか教えるのですが，これは本当に教えたほうがいいのかどうかは，個々の子どもによって違います。学校へうかがったとき，この子にとって，まだそんなことはレベルが高いのに，と思うことを教えている場合もあります。

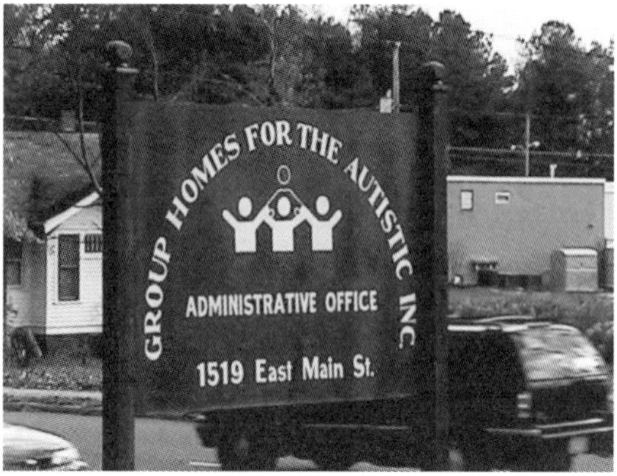

写真7-7　グループホーム会社

13) その他の例

　写真7-7はノースカロライナにあるグループホーム会社です。ここは自閉症専門のグループホーム会社で，GROUP HOMES FOR THE AUTISTIC INC です。自閉症だけのクラスとかグループホームを運営しています。このクラスもグループホームインクが運営する私立学校なのですが，公立学校の中にあり，このクラスを借りていますから，形式的に年間1ドルの賃貸料を払っています。この人たちは私立の学校に通っているわけですが，全部授業料はタダで，公的に全部負担されています。システムが面白いところです。

　アメリカの学校の中には，高校の中にも特別支援学級がある学校があります。普通の高校の中に自閉症の生徒の特殊学級，特別支援学級があります。自閉症の生徒のクラスは各生徒のワークエリア，勉強のエリアが決まっています。写真7-8は勉強のエリアですが，カラーコーティングされています。ナタリーさんはピンク，あるいは緑とかありますが，自分のテーマカラーというものがあって，ピンクのところが自分に関係するところだということが，パッと見て分かるようになっている。

　写真7-9はイギリスの学校で高機能のアスペルガーの子どもが中心の学校です。イギリスにはこういうアスペルガーのためだけの学校があります。外見はちょっと貴族の家のような感じで，立派な建物です。クラスで勉強

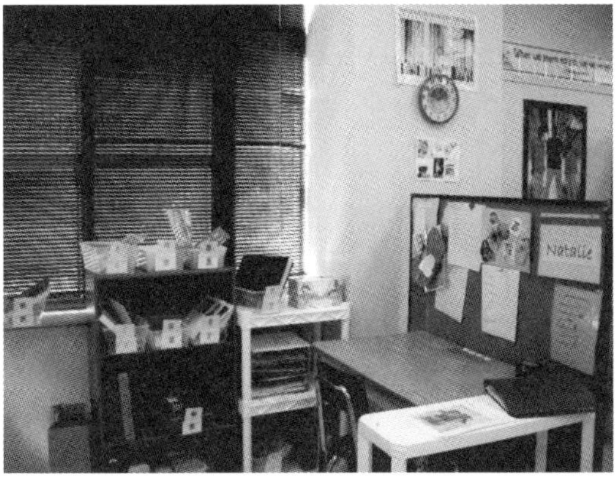

写真7-8　勉強のエリア（英国の学校）

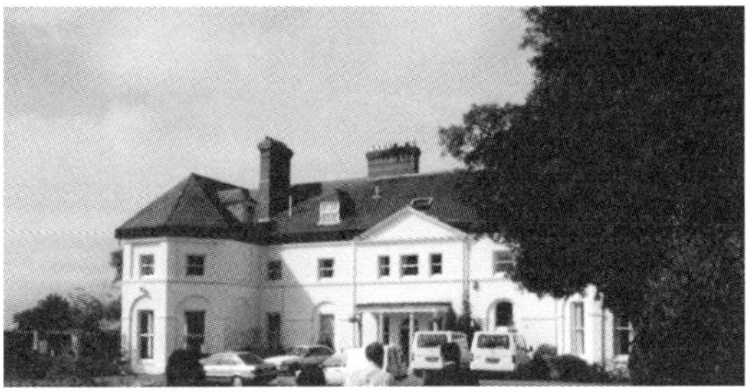

写真7-9　アスペルガーのための学校（英国）

するエリアと，1人で勉強するエリアに分かれています。高機能の子でも，個々のエリアで勉強します。作業場も先ほどの学校と同じように個々のワークエリアがあります。遊びのエリアもあって，リラックスエリアもある。スムーズにできて，のんびりできる。やわらかい，薄暗い部屋があって音楽が流れていて，そこで休憩をしたり，遊んだりできます。

15. 合併症に対する治療

1）合併症について

実は自閉症スペクトラムの子どもや成人は，合併症の頻度が高いですから，精神医学的な評価の支援をしないといけません。薬物療法や環境の再

設定，自閉症支援の強化です。高機能の場合は，個別カウンセリングを行うこともあります。ただ，このときに注意しなければいけないのは，力動的な精神分析的な精神療法はしないことです。なるべく具体的に助言をする必要があります。抑うつなどの合併症は必ずしも二次的とは限らないため，特にきっかけもなくストーンと落ちることもあります。ですから，抑うつにはなりやすくなると思ったほうがよいでしょう。薬物療法をしましょうというと，学校の先生や親御さんの中には長期だと思って非常に警戒する人がいますが，必ずしも長期とはなりません。長期にならなくとも，精神科の場合は3カ月とか半年くらいはかかりますが，5～10年かかるわけではないということを説明します。

　自閉症スペクトラムそのものは基本的に治癒はないですから，継続的な支援をします。統合失調症と比べると，薬物療法の効果というのは非常に低いです。本人を変えることよりも，周囲の環境を本人に合わせていくことが大事です。周囲のサポートがあれば，比較的良好な社会適応が期待できます。

2）事例――うるさいと大声で苦情をいう人

　成人の精神科のデイケアに他にうるさく声を出す人がいるからと，苦情をよく言うアスペルガーの人がいました。彼自身も大声で苦情を繰り返して，客観的には彼自身も大声をあげていました。話を聞くと周りの人がうるさいと言って怒るのだけれど，実は彼が一番うるさい。ワーカーや，デイケアの先輩の患者さんが説教や注意をしても全然変わらない。「薬を増やしたほうがいいんじゃないでしょうか？」とも言われましたが，でもそれは薬とあまり関係ないような気がしました。発達障害の人に関しては，まず感覚過敏があるかもしれません。一般の人にとってはそんなに大きな声ではなくても，彼にとっては非常に大きく響いているかもしれません。そして，そのアスペルガーの人は文句を言うわけです。その文句を言われた相手が嫌だという気持ちが分からない。不安やうつが強くなると感覚過敏も強くなるので，もしかしたら不安やうつが強くなっているかもしれないと想定することも大切です。やってみることは，もともと音への苦手があるかどうか，人の気持ちをどの程度理解しているかの確認です。

結果，この人の場合は音の過敏がありました。人の気持ちを読む能力も乏しかったのです。介入例としては，静かな場所にする。そんなに大声でなくても，彼にとってはうるさく響いているのだから部屋を変更するとか，声を出す人と時間をずらして導線を分ける。BGM やイヤマフなどを使って，BGM はアイポッドをうまく使って音の刺激を減らす。本人に説教をしても理解できないため，別の場所で落ち着いている場面で，「君は結果的には大声をあげているから，実は本当は迷惑なんだよ」と説明したほうが，イライラしている時に説明するよりは分かりやすい。場合によっては，写真やビデオに撮って説明する必要があります。不安感や焦燥感が強ければ SSRI とか抗不安薬を使ってもいいかもしれません。やはりうつが強ければ抗うつ薬を使うことが大切です。
　担当のワーカーは，むしろ精神安定剤をもっと増やしてくださいと言ってきたのですが，それよりは抗うつ薬などを使ったほうがいいかもしれないと指示しました。

3) 事例――注意の切り替えが苦手な子
　教師の指示に従わずトラブルになる。学校の先生の指示に従わないで，勉強をしない。やる気がないのではないか，あるいは教師をなめているんじゃないかといってお説教をしたり注意したり減点をしたりすることがあります。指示に従わないというとき，私たちはつい，特に高機能の子の場合に，コミュニケーション障害の存在を忘れてしまいます。本当は分かっているのに，やらないと直ぐに思ってしまうのですが，実は指示が分かっていないのかもしれません。あるいは注意の問題があって，静かな場所で話せば分かることでも，ザワザワした場所で言われると分からないのかもしれません。注意の切り替えが苦手ですから，何か催促するときに，例えば小学校で勉強をするときに，「明日これを持って来い」と言われても，急に注意が切り替わらないわけです。だから頭に入っていかないということがあります。やってみることは，言語理解力，本当に指示を 1 回しか言わなくても分かるのかどうか。あるいは，選択的注意。同じことを多勢の場で言ったら分からないけれど，1 対 1 の静かな場面なら分かるかもしれない。あるいは，注意の移行の問題。数学をやっているときに急に言った

ら分からないけれど，数学が終わって落ち着いたときに，「じゃあ，今から先生が指示するからね」と一言いってから指示をすると分かるかもしれない。そういった評価をしながら指示の方法を色々ためしてみるわけです。

　指示を単純にする。あるいは，指示書に文字で書いてあげると効果があるかもしれません。まず子どもの注意を先生に向けて，こっちを向いていることを確認してから指示を出せば分かるかもしれない。切り替えが悪ければ，例えば4時になったら次の指示を出しますと前もって予告してそれをスケジュールに書いてあげる，そうすれば分かるかもしれない。そういうふうに考えてみることです。

4）事例——大学で履修登録ができない

　大学などで，履修登録をすることができない学生が多いです。皆さんは医学部で，履修をとるのは関係なかったと思いますが，文系や理系の大学は，履修をとることがものすごく複雑です。例えばこの科目は，何限時とらなければいけないとか，線型代数Ⅱをとるためには，基礎数学Ⅰを必ず合格しなければいけないとか，卒業論文を書くまでに何単位いるとか，非常にややこしいです。大学生で多いのは，1年で履修科目をたくさんとりすぎてしまうとか，あるいは全然履修科目がとれないことです。

　例えば1年で2年間分くらいの履修をとってしまう学生がいます。すると先生によっては，こいつ勉強に自信があるなとか，うちの大学をなめているなとか，3年以降に遊びたいのだろうとか，いろいろと空想をして解釈をしてしまいます。教師や事務が注意してもそれを無視してしまう場合もあります。説教をすると抑うつ的になるあるいは被害的になることがあります。もしその学生がアスペルガーだったら，プランを立てることが苦手なのではないかと考えます。実行機能障害だとか，中枢統合に問題があってプランが苦手なのではないか。あるいは，どれだけとれば1月にはこれだけ試験を受けなくてはいけない，落ちたらもうとれないのだとかそういうことが分かっていないのではないか。結果を想像したり，あるいはクラブをやって昼間勉強をするとしたら，これくらいの科目しかとれないんだ，ということが分からないのではないか。そういうことを考えて履修カウンセリングをていねいにしたり，これだけ履修したら試験がこれだけあり，

これだけ試験を受けたらこれだけ時間がかかる，だからこれは1週間では終わらないのだと図示する。また条件を何回落としたら即留年だということが，ピンときていないようだったら図示してあげる。そういったていねいな説明が必要になります。

まとめ

全般的な考えとしては，発達障害の特性から何でも考える。説教，叱責，激励は最小限にする。説教とか激励がうまくいけば問題はないのです。それだけではうまくいかないのが，発達障害なのです。診断を評価してプランを立てて，結果を見て再評価をして再プランをする。いつもこの繰り返しです。ですから，勉強のことにしても，あるいはクラスの選択，問題行動の対処にしても，評価に基づいたプランを立てて結果をみて，駄目だったらまた評価をしなおす，またはプランを立て直す。そういう試行錯誤が必要になってきます。最初のプランでうまくいっている子どもは，むしろ少ないのです。ただ，評価をするためには専門的な修練が必要になってきます。

発達障害はどんなに高機能であっても，特別の工夫が必要です。普通と同じ接し方ではいけないのです。脳の機能の有りかたが，多数派と違った有りかたで機能している。普通と違う方法をすると，子どもにとってかわいそうだという先生や親御さんがいます。例えばカードを使ったりするのは，ほかの子どもと違うからかわいそうじゃないんですかとか，差別していると言われることもあります。普通の子と違うことは，劣っているわけでもないし，悪いわけでもありません。逆にいえば多数派であることが，優れているわけでもありません。だから子どもそれぞれに合った接し方をしましょうということです。子どもの脳の機能に合わせた教え方をすることが大切です。

遂行可能感を徹底することで，成功体験をする。それが自己効力感に繋がります。自己効力感をたくさん味わうと，自尊心，自己肯定感に繋がって，発達障害という特性からくる不利益を最小限にすることができるのです。そういう支援をしていきましょう。

質疑応答

Q1：見ていてグレーゾーンというような，何となく当てはまるのだけど診断をつけてしまっていいのか，悪いのか……。

内山：そうですね，グレーゾーンというときには，特性がたぶんあるのだろうと思います。何となく変だというのではなくて，それこそ三つ組の障害があるかどうかチェックして，グレーだと思うのだったら，とりあえずそうじゃないかと思って対応を考えましょうと言うほうが，そうじゃないと思って考えるよりはずっと予後がいいと思います。たしかに分からないグレーだけど，その子は今普通だと思って何も支援をしないよりも，アスペルガーかもしれないと思ってこういう指導をしたほうが子どもにとっては楽だと思います。仮に数年後にアスペルガーじゃないことがはっきりしても，特別な支援をすることは彼にとって何の不利益をももたらさない。むしろ利益をもたらします。だから，それなら特別な支援をして経過を見ましょうとしたほうがよいと思います。

Q2：私は小児科医ですが，実際に定型発達と見なされている子を障害というときに，小児科医としては，親御さんにどういうことができるのでしょうか。

内山：小児科医としてというか，専門家としてできることは，やはりさっきいったように診断特性を把握して，たとえば本の読み聞かせを嫌がったり，あるいはスキンシップを嫌がったら，離れて接してあげる。視覚的な支援を考えるとか。そういった具体的な支援の方略を，いくつか提案するのがよいでしょう。発達障害を想定した支援をすることで，子どもにデメリットも何もないと思います。親御さんにもデメリットはないから，親と子どもが普通に過ごせるような，何らかの具体的な方略を手だてしてあげる。それで長期にフォローするわけです。長くみるわけだから，時々節目のときに発達のチェックをしてあげる。そして親と子に

サセッションをそのときの状態に合わせてしていくことが，大事だと思います。

Q2：具体的な訓練をということを，要求される親御さんがいらっしゃって……。

内山：そうですね。1歳半とかで具体的な訓練をと言ってくる人が割合いるのですが，私はそれは必要ないと言っています。1歳半とか3歳では。具体的な訓練などではなくて，日々の接し方を考えましょうという言い方をしています。例えば療育センターがあって，そこで訓練できる体制が整っていればいいのですが，そうではない地域が圧倒的に多いでしょうから。具体的な訓練よりも，日々の接し方がすごく大事で，それが効果があるのだという言い方をします。

Q3：ピュアADHDはなかなかいないという先生のお話を聞いて，たしかにADHDと診断されて私が外来で診ていてもちょっと疑問の子がいます。その子はもとからADHDで，診断されてきて対応としても，一般的なADHDの対応として今までも接してこられたんですが。実際にADHDと診断されていた子どもが，アスペルガーの，自閉症スペクトラムの中に入っていると分かった場合，今後対応をどうしたらいいのでしょうか？

内山：そうですね，ADHDと診断されている子どもを私がみると，やはり何割かはアスペルガーを合併していると思われます。昔ADHDと診断したケースを，フォローしていくと，「この子アスペルガーだったんだ」と思うことがしばしばです。アスペルガーだと思って診断したケースで，実はADHDだということはほとんどないです。そういう意味では，過去にADHDと診断してみても途中で診断をわざわざ変えなくてもいいと思いますが，ADHDは不注意とか多動性の問題で，アスペルガーはコミュニケーションや社会性の問題ですので，アドバイスの視点が変わってくると思います。アスペルガーを合併したADHDであれば，

コミュニケーションの障害がないとか，あるいはソーシャルな問題，そっちに焦点を当ててアドバイスをしていくことが，大事だと思います。アスペルガー特性が小学校や中学校ではっきりしてきたら，「ADHDだと思っていたけれど，やはりアスペルガーでしたね」，と私自身はそういう診断変更を正直にいうこともあります。今のDSM-IVの欠点は，そういったときに過去の診断が誤診になります。過去はADHDだとはっきりしていて，今はアスペルガーだということがはっきりしているのだから追加診断といえるのですが，DSM的にはいえないので。それはちょっとデメリットだと思います。そういう言い方はよくします。

「ADHD症状が幼児期に目立って，小学校に入るようになって社会性特性が要求されるようになると，アスペルガー特性が目立ってくるケースがたくさんあるのだけど，おたくのお子さんもそうです。今後はアスペルガーの視点も交えて支援していきましょう」。そういうふうに言います。

Q4：アスペルガータイプのケースで小学校3年生なのですが，ものすごくお母さんに，ちょっかいだしをする。バーンと体をぶつけたりとか，で相談にこられたのですが，IQがボーダーラインレベルくらいのお子さんなんですが。課題の問題もあって，部活もやっていて，学習が分かっていないようでいて，一応ちゃんと自分の意見もいえるお子さんなんです。うちで半年くらい療育してもらって，結局ちょっかいだしが全然減らなくて，学校生活に何か問題があるのではないかと思っていろいろと聞いてみたのですが，はっきりとしたストレス要因が分からなくて。困ったなと思っているケースなのですが，何かそれは情報が少なくて漠然としているのでしょうか？

内山：一般論としては，ちょっかいだしが多いということは，やはり行動が分かっていない。やるべきことがはっきり分からないから，そういうちょっかいだしとか，問題行動が多い。かりに自傷であっても，ちょっかいだしであっても，他害であっても，今までの不適切行動というのは，彼が今ちゃんと情報を処理していないということの現れなんです。だか

らきちんと構造化して課題設定をして，本人に合わせた課題設定をしていればドライブがかかるのが自閉症ですから。ちょっかいだしがなくなる。環境設定を，もう1度考え直す。そのためにも情報が大事なので，できれば家に行って家での状態をみるべきです。その起きている状況を周辺も含めて，ビデオなどの記録を撮るのもいいと思います。

Q5：この間，自閉症協会からアンケートがあって，自閉症をみつけるという3歳児健診で，1歳半で指差しをやっているかというアンケートがあったんです。それはやっぱり，入れたほうがみつけやすいのでしょうか？

内山：指差しは大体1995年くらいから，すごく文献に出てきています。初期兆候としてはかなり大事なので，できれば1歳半児健診で日本中でやればかなり違ってくると思います。

Q5：もうひとつ，今回は告知の話がなかったのですが，大体いつ頃までに——個人によって違うと思うのですが——やるのが適切なんでしょうか？

内山：そうですね，クリニックの吉田先生が研究しています。私自身はできれば小学校4年くらいまでにやったほうがいいと思っています。中学校になると，結構やりにくいんです。「オレは障害者じゃない」とか，いろいろな二次的な情報が入ってきて，素直にとってくれないんです。小学校の2～5年だと，ピンときていないのだけど，でもあとあとスムーズなんです。だから本当は思春期前には，告知したほうがいいのではないかと思います。幼児期では早いと思います。小学校で，ある程度秘密が守れて誰彼構わず話さなくなったら，もうそろそろいいのかなと思います。1回言ってピンと来る子のほうが少ないですから，告知もある程度過程だと思います。何回か繰り返して説明するうちに，心の発達につれてだんだん理解が深まってくると思います。最初の頃，例えば2～3年生の頃に診断をつけて，「アスペルガーの障害だね」って。そして，

ちょっとショックだったかなと思って最後に,「ちょっと何か聞きたいことある？」と聞くと,「聞きたいことがあります」と言うので,「何ですか？」と返すと,「先生,車何乗ってますか？」とかって,ガクッとなっちゃうんです。その子も結局長くフォローしていると,だんだん分かってきて,「あの頃は変な質問したけれど,あのとき聞いておいて良かったです」といわれます。やはり小学生の頃がよいのではないかと思います。

Q6：大人の方で,発育時のことを全然聞けないような方には診断するときにはどうすればいいでしょう。

内山：成人のアスペルガー診断の話をしますが,まずきょうだいとか他の人,何か発達期を知っている人を探すこと。過去の作文や通知表など,何か過去のことを探すことです。写真とか,ビデオ。何か探すことがまず第一です。そういうふうにすると,結構過去の作文が出てくるので,それが参考になる場合があります。ただ,中には全然そういうものがないという人もいるし,親とも絶縁しているという人もいます。それはしょうがないので,暫定診断になります。おっしゃるように,そのときの状況とテストの状況などで暫定診断をして,「これは本当の診断ではないけれど,とりあえずアスペルガーという見立てでしばらくやっていきましょう。もしかしたら違うかもしれないし,違ったら訂正します」と正直に話して,可能性の中でやっていく。

Q7：私どもは自閉症をグループホームなどに紹介をするのですが,訓練するところを紹介してくださいという人が多いです。例えばおしゃべりができない子で,そこをみると,しゃべらない子がしゃべった,とか書いてあるんです。何もしなくてもそうなっていたのか,実際にそういうことをするから,そうなるのかということなのですが。

内山：しゃべらない子がしゃべるようになったというのは,やはり発達以外には考え難いです。うまく構造化をきちんと設定すると,本来持って

いた能力が出てくることはあります。どうでしょうか，飯塚先生。

飯塚：ことばに関していえば，多くの場合は発達によるものだと思います。環境的に不適切であったり十分な支援がなかったために蓋をされていた部分が，支援によってコミュニケーション意欲が出てきたり安心感がもてるようになって出やすくなる，潜在的にあったものが出やすくなるということはあると思います。ことばの理解は比較的良いけれど，どうやってもしゃべらないというお子さんの中には，自閉症だけの問題ではなくて，表出性言語障害，つまり，ことばを話すための運動の機能が麻痺しているわけではないのだけれど何らかの原因でことばを表出することに困難がある障害，を合併するお子さんも中にはいます。そういうお子さんでは，文字に対する関心などを利用できることがあります。ある程度理解面も育っていて，文字があれば読もうとするお子さんであれば，要求を伝えるために文字を手がかりに話すことを促すことができます。ただ，そういうお子さんたちは，スムーズな言い方ではなくて，「こ・ん・に・ち・わ」とか「り・ん・ご」のように一音，一音区切って話すことが多いです。また，エコラリアや独り言が多く，実用的なコミュニケーションが少ないというタイプのお子さんも，コミュニケーションという視点から適切なセラピーを受ければ，実用的なコミュニケーション能力は伸びると思います。ただその場合も，治ったということではないので，支援は必要です。

参考文献

1) American Psychiatric Association (1980) Diagnostic and statistical manual of mental disorders : Third edition, 86-92. (DSM-Ⅲ 精神障害の分類と診断の手引き 高橋三郎, 花田耕一, 藤縄昭 医学書院 1982)

2) American Psychiatric Association (1987) Diagnostic and statistical manual of mental disorders : Third edition—Revised, 33-39. (DSM-ⅢR 精神障害の分類と診断の手引き 高橋三郎, 花田耕一, 藤縄昭 医学書院 1987)

3) American Psychiatric Association (1994) Diagnostic and statistical manual of mental disorders : Fourth edition, 65-78. (DSM-Ⅳ 精神疾患の分類と診断の手引き 高橋三郎, 大野裕, 染谷敏幸 医学書院 1995)

4) Asperger, II. (1944) Die"Autistischen Psychopathen"im Kindesalter. Archive fur Psychiatire und Nervenkrakheiten. 117, 76-136. (小児期の自閉的精神病質 詫間武元, 高木隆郎共訳 自閉症と発達障害研究の進歩 30-68, 4. 2000 星和書店)

5) Baron-Cohen, S., Leslie, A. M. & Frith, U. (1985) Does the autistic child have a"theory of mind"? *Cognition,* 21, 37-46.

6) Baron-Cohen, S., Tager-Flusberg, H. & Cohen, D. J. (1994) Understanding other minds. Perspective from Autism. Oxford Univ. Press. (心の理論―自閉症の視点から上下 田原俊司監訳 八千代出版 1997)

7) Bettelhim, B. (1967) The empty fortress, The free press. (自閉症, うつろな砦 黒丸正四郎, 岡田幸夫, 花田雅憲, 島田昭三訳 みすず書房 1・1973, 2・1975)

8) Cantwell, D.P., Baker, L., Rutter, M., Mawhood, L. (1989) Infantile autism and developmental receptive dysphasia : a comparative follow-up into middle childhood. *Journal of autism and developmental disorders,* 19, 19-31.

9) Frith, U. (1989) Autism : Explaining the Enigma, Blackwell. (自閉症の謎を解き明かす 富田真紀, 清水康夫訳 東京書籍 1991)

10) Frith, U. (1991) Autism and Asperger syndrome. Cambridge University Press.

(自閉症とアスペルガー症候群 富田真紀訳 東京書籍 1996)

11) 平井信義（1985）小児自閉症（改訂版）—自閉性を再考する 日本小児医事出版社（引用部分は1967年出版の初版による）

12) Howlin, P., Rutter, M. (1987) Treatment of autistic children. Wiley.（自閉症の治療 石坂好樹・門眞一郎監訳 ルガール社 1990）

13) Howlin, P., Mawhood, L., Rutter. M. (2000) Autism and Developmental Receptive Language Disorder ; a Follow-up Comparison in Early Adult Life. II : Social, Behavioural and Psychiatric Outcomes, *Journal of Child Psychology and Psychiatry*, 41, 561-578.

14) Johonson, D. J. & Myklebust, H. R. (1967) Learning disabilities. Grune & Stratton.（学習能力の障害 森永良子，上村菊朗共訳 日本文化科学社 1975）

15) Kanner, L. (1943) Autistic disturbances of affective contact. *Nervous Child*. 2, 217-250.

16) Kanner, L. (1944) Early infantile autism. *Journal of Pediatrics*. 25, 211-217.

17) Kanner, L. and Eisenberg, L. (1956) Early infantile autism 1943-1955. *American Journal of Orhtopsychiatry*, 26, 55-65.

18) Le Couteur, A., Rutter, M., Lord, C., Rios, P., Robertson, S., Holdgrafer, M. McLennan, J. (1989) Autism diagnostic interview : a standardized investigator-based instrument. *Journal of Autism and Developmental Disorders*, 19, 363-87.

19) Lord C., Rutter, M., Goode, S., Heemsbergen, J., Jordan, H., Mawhood, L., Schopler, E. (1989) Autism diagnostic observation schedule : a standardized observation of communicative and social behavior. *Journal of Autism and Developmental Disorders*. 19, 185-212.

20) Lord, C., Rutter, M., Le Couteur, A. (1944) Autism Diagnostic Interview-Revised : a revised version of a diagnostic interview for caregivers of individuals with possible pervasive developmental disorders. *Journal of Autism and Developmental Disorders*, 24, 659-85.

21) Lord, C., Risi, S., Lambrecht, L., Cook, E.H. Jr., Leventhal, B.L., DiLavore, P.C., Pickles, A., Rutter, M. (2000) The autism diagnostic observation schedule-generic : a standard measure of social and communication deficits associated with the spectrum of autism. *Journal of Autism and Developmental Disorders*, 30, 205-23.

22) Lovaas, O.I. (1987) Behavioral treatment and normal educational and intellectual functioning in young autistic children. *Journal of Consulting and Clinical Psychology*, 55, 3-9.

23) Mawhood, L., Howlin, P., Rutter, M. (2000) Autism and developmental receptive language disorder——a comparative follow-up in early adult life. Ⅱ：Cognitive and language outcomes. *Journal of Child Psychology and Psychiatry*. 41, 547-559.

24) McEachin, J.J., Smith, T., Lovaas, O. I. (1993) Long-term outcome for children with autism who received early intensive behavioral treatment. *American Journal on Mental Retardation*. 97, 359-72.

25) 中根晃（1978）自閉症研究　金剛出版.

26) 苧阪満里子，苧阪直行（1994）読みとワーキングメモリ容量——日本語版リーディングスパンテストによる測定　心理学研究　65，339-345.

27) Ozonoff, S. & Cathcart, K. (1988) Effectiveness of a home program intervention for young children with autism. *Journal of autism and developmental disorders*, 28, 25-32.

28) Premack, D., Woodruff, G. (1978) Does the chimpanzee have a theory of mind? The behavioral and brain sciences. 4. 515-526.

29) Rapin, I. (1982) Children with Brain Dysfunction——Neurology, Cognition, Language and Behaviour. Raven Press.（子どもの脳機能障害―自閉，多動，学習障害の神経メカニズム　松本和雄監訳　医歯薬出版　1986）

30) Rapin, I., ALLen, A. (1983) Developmental language disorders：nosological considerations. in Kirk, U. (ed). Neuropsychology of language, reading, spelling.

31) Rourke, B. (1989) Nonverbal learning disabilities：The syndrome and the model, Guilford Press.

32) Rourke & Tsatsanis (2000) Nonverbal learning disabilities and Asperger syndrome. In Asperger syndrome. Eds. Klim, A. Volkmar. F., Sparrow, S., The Guillford Press.

33) Rutter, M. (1971) Infantile Autism Concepts Characteristics and Treatment, Churchill Livingstone.

34) Rutter, M. (1978) Language disorder and infantile autism. Rutter. Autism. A reappraisal of concepts and treatment. Ed. Rutter, M. and Shopler, E. Plenum.

35) Rutter, M. & Bartak, L. (1971) Causes of infantile autism : some considerations from recent research, Journal of autism and childhood schizophrenia, 1, 20-32.
36) Rutter, M. Bartak, L. (1973) Special esucational treatment of autistic children : A comparative study-II. Follow-up findings and implications for services. Journal of child psychology and psychiatry, 14, 241.
37) Rutter, M. and Lockyer, L. (1967) A five to fifteen follow-up study of infantile psychosis, l. Description of sample. British Journal of Psychiatry, 113, 1169-1182.
38) Schopler, E. (1971) Parents of psychotic children as scapegoats, Journal of Contemporary Psychotherapy, 4, 17-22.
39) Schopler, E., Brehm, S.S., Kinsbourne, M. & Reichler, R. J. (1971) Effect of treatment structure on development in autistic children. Archives of General Psychiatry, 24, 415-421.
40) Schopler, E. & Reichler, R. J. (1971). Developmental therapy by parents with their own autistic child, In M. Rutter (Ed.). Infantile autism : Concepts, characteristics. and treatment (206-227). Churchill-Livingston. (小児自閉症, 自閉症による発達療法 鹿子木敏範監訳 文光堂 194-216, 1978)
41) Schopler, E. & Reichler, R. J. (1971) Parents as cotherapists in the treatment of psychotic children Journal of Autism and Childhood Schizophrenia, 1, 87-l02.
42) Short, A.B. (1984) Short-term treatment outcome using parents as co-therapists for their own autistic children. Journal of Child Psychology and Psychiatry. 25, 443-58.
43) Smith, T., Eikeseth, S., Klevstrand, M. Lovaas, O.I. (1997) Intensive behavioral treatment for preschoolers with severe mental retardation and pervasive developmental disorder. American Journal on Mental Retardation 102, 238-49.
44) Volkmar, F.R., Bregman, J., Cohen, D.J., Cicchetti, D.V. (1988) DSM-ⅢR diagnoses of autism. American Journal of Psychiatry, 145, 1404-8.
45) Volkmar, F.R., Klim, A. (2000) Diagnostic issues in Asperger syndrome : in Asperger syndrome eds. Klim, A., Volkmar, F.R., Sparrow., S. S., Guilford Press.
46) Wing, L. (1981) Asperger's syndrome : A clinical account. Psychological Medicine. 11, 115-129. (アスペルガー症候群: 臨床的知見 門眞一郎訳 102-120, 自閉症と発達障害研究の進歩 高木隆朗, M. ラター, E. ショプラー編 星和書店 2000)

47) Wing, L. (1988) The continuum of autistic characteristics : in Diagnosis and assessment in autism. Eds. ; Shopler, E. and Mesibov, G.B., 91-110.
48) Wing, L. (1992) Is autism a pervasive developmental disorder? European child and adolescent psychiatry, 1, 130-131.
49) Wing, L. (1996) The autistic spectrum, a guide for parents and professionals. Constable and companiy limited. (自閉症スペクトル　親と教師ためのガイドブック　久保紘章, 佐々木正美, 清水康夫監訳　東京書籍　1998)
50) Wing, L. (1999) Diagnostic interview for social and communication disorders, Tenth revision. The center for social and communication disorders.
51) Wing, L. & Gould, J. (1979) Severe impairment of social interaction and associated abnormalities in children : epidemiology and classification. *Journal of autism and developmental disorder.* 9, 11-29.
52) World Health Organization (1967) Manual of the International Statistical Classification of Diseases. Injuries and Causes of Death-Eighth Revision (vol. 1 p.145). Geneva : World Health Organization.
53) World Health Organization (1977) Manual of the International Statistical Classification of Diseases, Injuries and Causes of Death-Ninth Revision (vol. 1). Geneva : World Health Organization.
54) World Health Organization (1993) The ICD-10 Classification of Mental and Behavioral Disorder Diagnostic Criteria for Research (147-154). Geneva : World Health Organization. (ICD-10 精神および行動の障害―DCR研究用診断基準―中根允文, 岡崎祐士, 藤原妙子訳　医学書院　1994)

著者紹介

内山登紀夫（うちやま　ときお）

1956年　三重県に生まれる
1983年　順天堂大学医学部卒業
2009年　福島大学大学院人間発達文化研究科学校臨床心理学専攻教授
専　攻　児童精神医学
現　職　大正大学心理社会学部臨床心理学科教授
　　　　よこはま発達クリニック院長
主な著書に，
『本当のTEACCH—自分が自分であるために』学習研究社，2006.
『発達障害—早めの気づきとその対応』（共著）中外医学社，2012.
『大人の発達障害ってそういうことだったのか』（共著）医学書院，2013.
『高機能自閉症・アスペルガー症候群入門—正しい理解と対応のために』（共編）中央法規出版，2002.
他多数。

飯塚直美（いいづか　なおみ）

第6章のコラム担当
1961年　静岡県に生まれる
1984年　東京大学教育学部卒業
1985年　国立身体障害者リハビリテーションセンター学院　聴能言語専門職員養成課程修了
現　職　よこはま発達クリニック　言語聴覚士
主な著書に，
『ことばの障害の評価と指導』（共著）大修館書店，2001.
『発達期言語・コミュニケーション障害の新しい視点と介入理論』（共著）医学書院，2007.
『標準言語聴覚障害学：言語発達障害学』（共著）医学書院，2010.
「障がい児心理学への招待」（共著）サイエンス社，2013.

ライブ講義 発達障害の診断と支援

ISBN978-4-7533-1065-4

著者
内山登紀夫

2013年8月29日 第1刷発行
2018年5月16日 第3刷発行

印刷 (株)新協 ／ 製本 (株)若林製本工場

発行所 (株)岩崎学術出版社 〒101-0052 東京都千代田区神田小川町2-6-12
発行者 杉田 啓三
電話03(5577)6817 FAX 03(5577)6837
Ⓒ2013 岩崎学術出版社
乱丁・落丁本はおとりかえいたします 検印省略

実践満載 発達に課題のある子の保育の手だて 佐藤曉著	発達障害のある子は園での支援が必要である。その子の困り感を軽減できる保育の手だての具体的方法を分かりやすく解説した。 Ａ５変形 120 頁 本体 1,800 円
発達障害のある子の保育の手だて 保育園・幼稚園・家庭の実践から 佐藤曉・小西淳子著	保育者が困っている時，子どもはもっと困っている―。子どもが抱く「困り感」を軽減し，穏やかな園生活を保障するためのヒント集。 Ａ５判並製 168 頁 本体 1,700 円
必携 児童精神医学 はじめて学ぶ子どものこころの診療ハンドブック Ｒ・グッドマン，Ｓ・スコット著 氏家武，原田謙，吉田敬子監訳	臨床経験と最新の科学的研究からの知見がみごとに融合し，臨床実践へのヒントと示唆に富む，児童精神医学の新しいスタンダード。 Ｂ５判 336 頁 本体 5,000 円
現代の子どもと強迫性障害 中根晃監修／広沢正孝，広沢郁子編著	強迫性障害がなぜ児童期や思春期早期に発症したのか，環境因についての考察を加え，また発達論，強迫スペクトラムの視点から病態を読み解く。 Ａ５判 248 頁 本体 4,000 円
認知行動療法による子どもの強迫性障害治療プログラム Ｊ・Ｓ・マーチ，Ｋ・ミュール著 原井宏明，岡嶋美代訳	プログラムを段階に分けてわかりやすく解説。巻末には質問紙等もあり治療者，そして患者や家族にとっても役立つ基本図書。 Ａ５判 352 頁 本体 3,600 円
新版 子どもの治療相談面接 Ｄ・Ｗ・ウィニコット著 橋本雅雄，大矢泰士監訳	神経症からスキゾイド，反社会的傾向まで多彩な 21 の症例を取り扱うウィニコットの治療技法と臨床感覚が，臨場感豊かに再現される。 Ａ５判並製 400 頁 本体 4,800 円
自閉症の親として アスペルガー症候群と重度自閉症の子育てのレッスン Ａ・パーマー他著 梅永雄二訳	きょうだいとの関係，専門家との関係，子どもの人権の守り方，親自身のケア等，辿ってきた道から見えたことを，同じ立場の親，支援者，専門家に向けて伝える。 Ａ５判並製 216 頁 本体 2,200 円

この本体価格に消費税が加算されます。定価は変わることがあります。